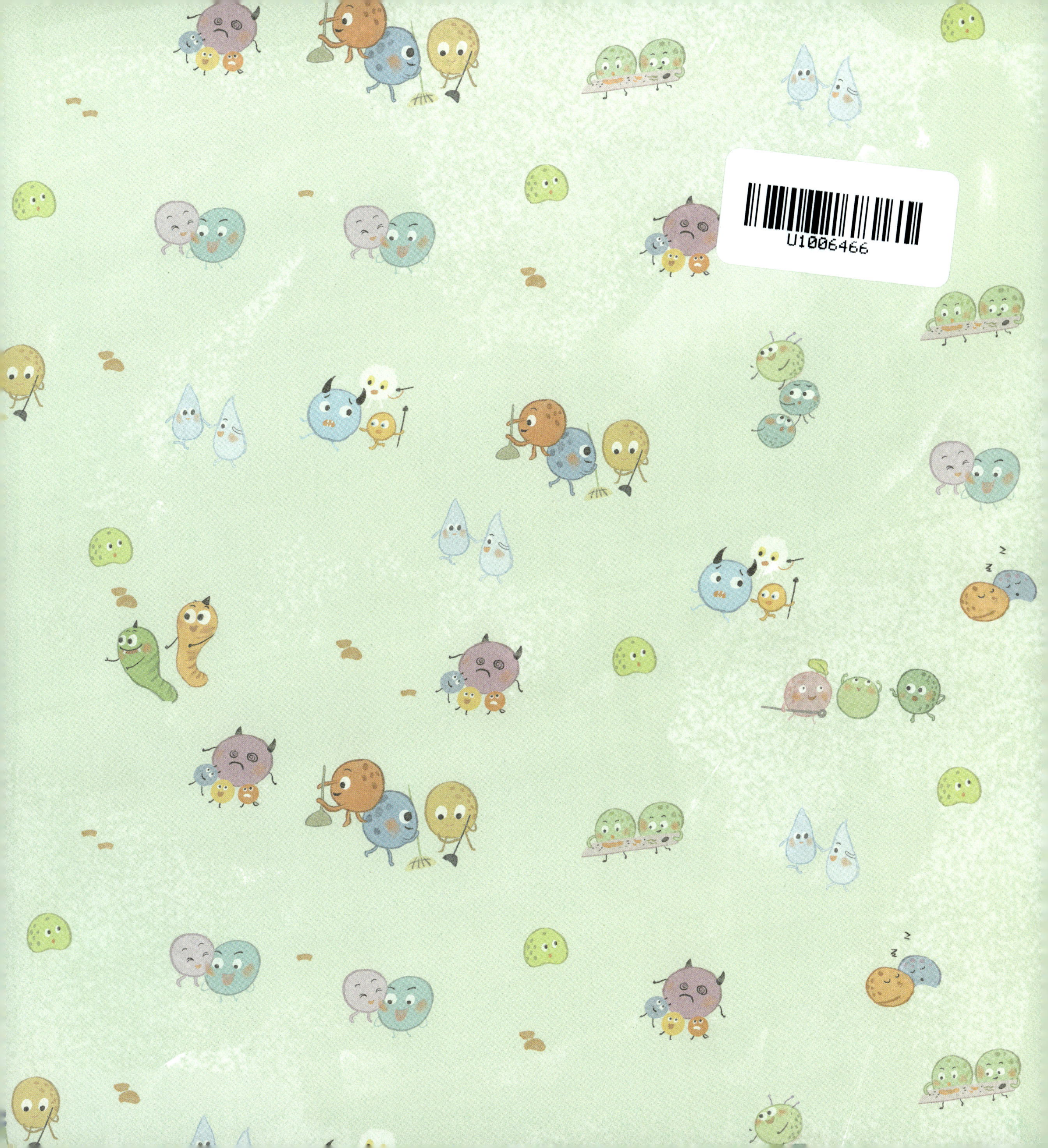

图书在版编目（CIP）数据

吃下去的食物去哪儿了 / 赵国宏著；小幸福绘 . --
西安：未来出版社，2024.4
ISBN 978-7-5417-7441-6

Ⅰ．①吃… Ⅱ．①赵… ②小… Ⅲ．①消化系统 - 儿
童读物 Ⅳ．① R322.4-49

中国版本图书馆 CIP 数据核字 (2022) 第 243687 号

吃下去的食物去哪儿了

CHI XIAQU DE SHIWU QU NAER LE

赵国宏 / 著　小幸福 / 绘

出 品 人：李桂珍
选题策划：陈丹盈
责任编辑：赵向东
印刷总监：宋宏伟
装帧设计：谭潇
出版发行：陕西新华出版　未来出版社
地　　址：西安市登高路 1388 号
邮　　编：710061
电　　话：029-89122633
经　　销：全国各地新华书店
印　　刷：鹤山雅图仕印刷有限公司
开　　本：787mmx1 092mm　1/12
印　　张：$3\frac{1}{3}$
字　　数：20 千字
版　　次：2024 年 4 月第 1 版
印　　次：2024 年 4 月第 1 次印刷
书　　号：ISBN 978-7-5417-7441-6
定　　价：39.80 元

我们的身体

吃下去的食物去哪儿了

赵国宏 / 著　小幸福 / 绘

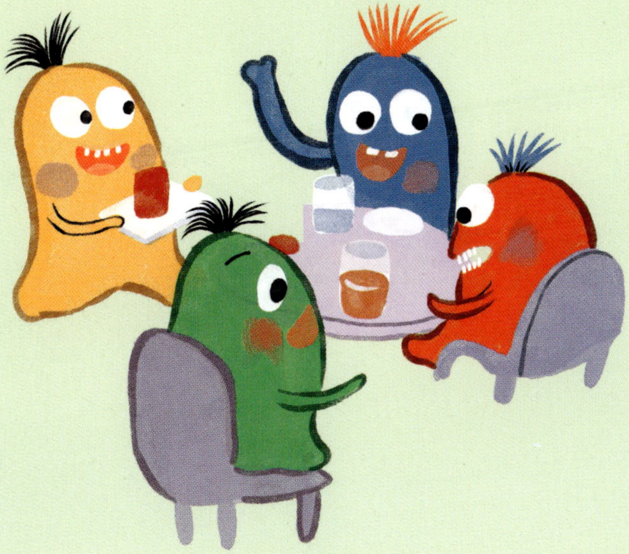

陕西新華出版
未来出版社
·西安·

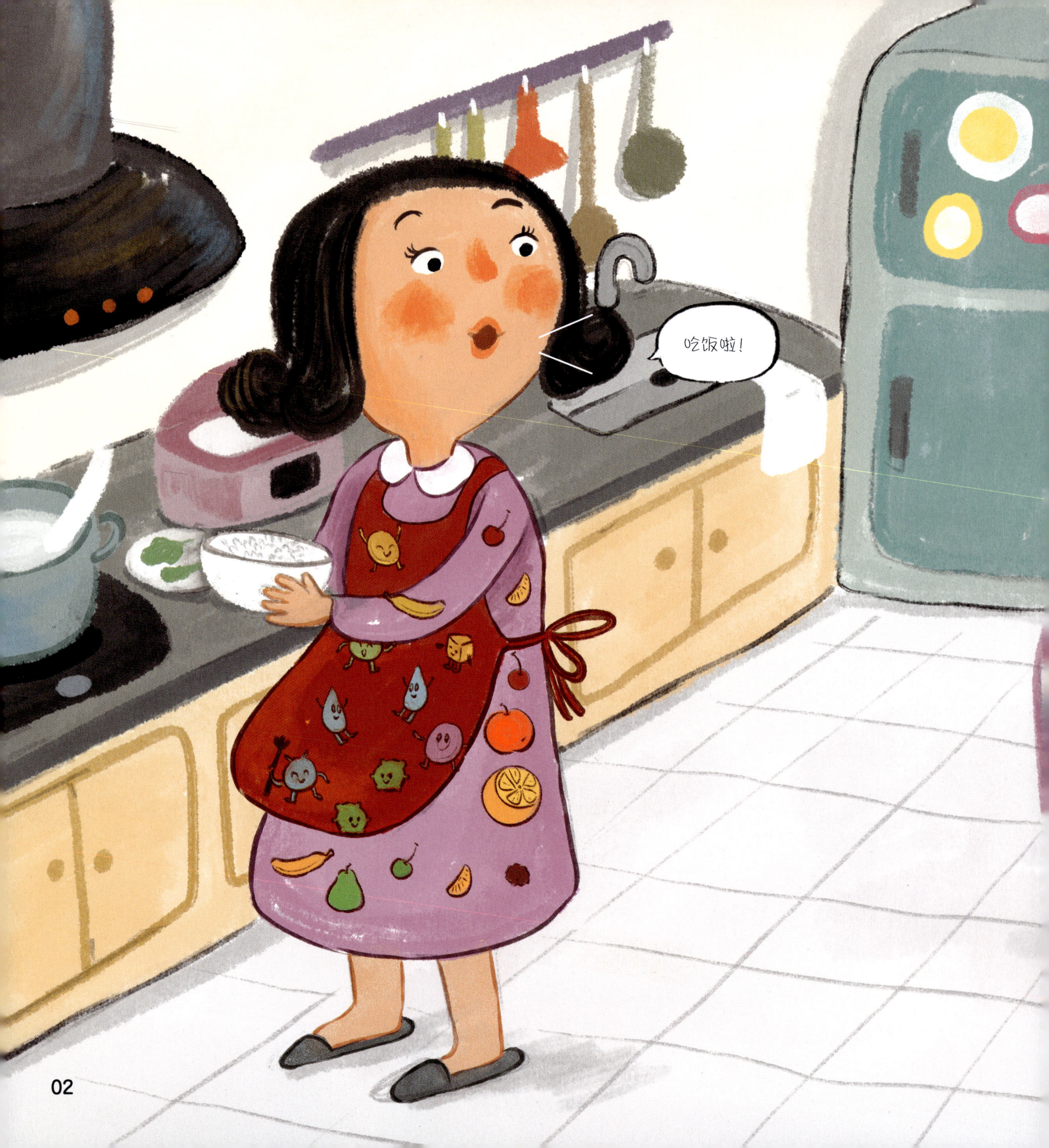
吃饭啦！

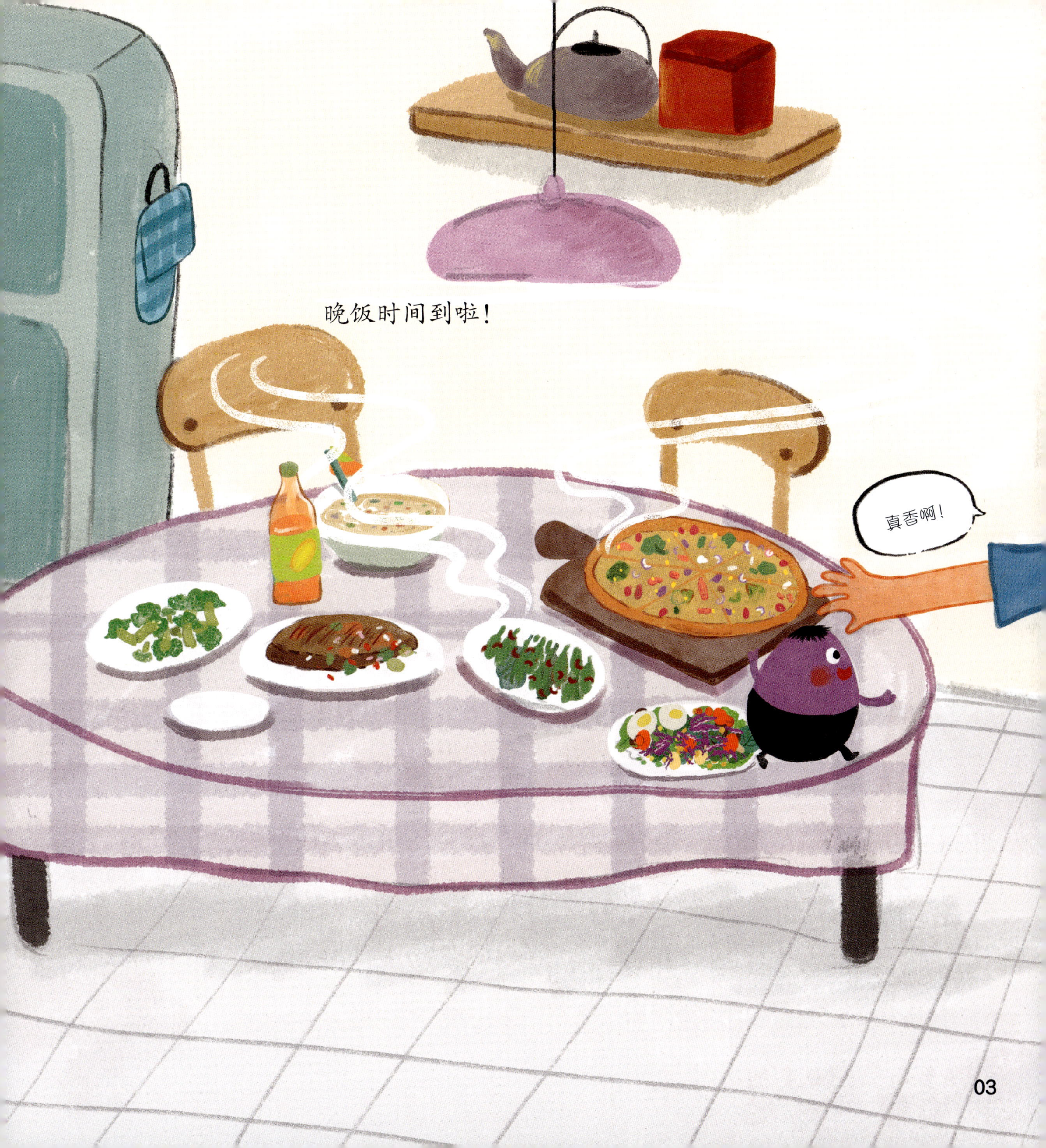
晚饭时间到啦！
真香啊！

妹妹豆豆拿起一块儿披萨正要放进嘴里，突然，披萨上的肉、菜动了起来，它们努力挣脱芝士的束缚，想要往嘴巴里跳。

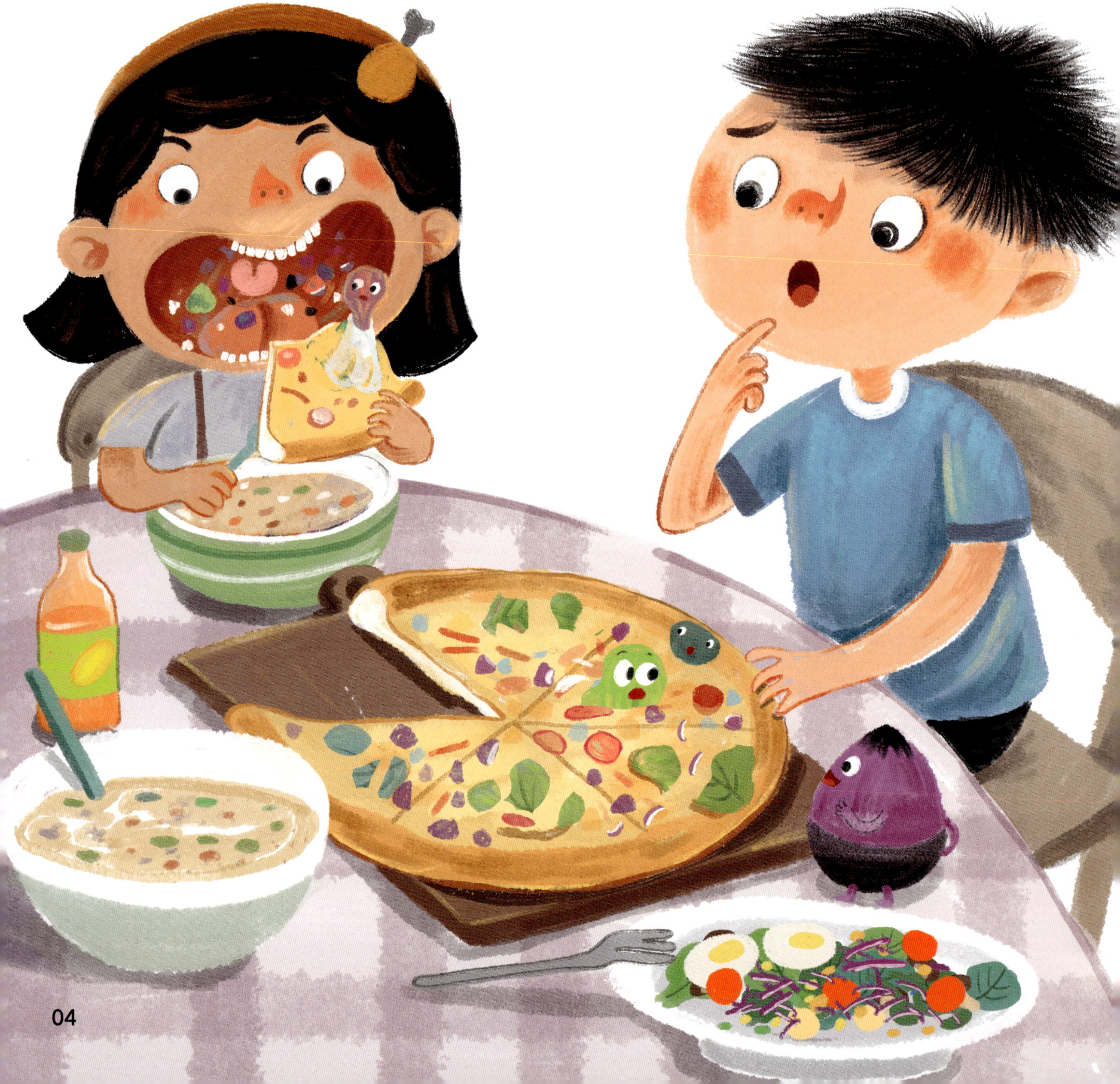

卡卡寻思着："它们要干什么？食物进入豆豆的身体里会发生什么呢？"

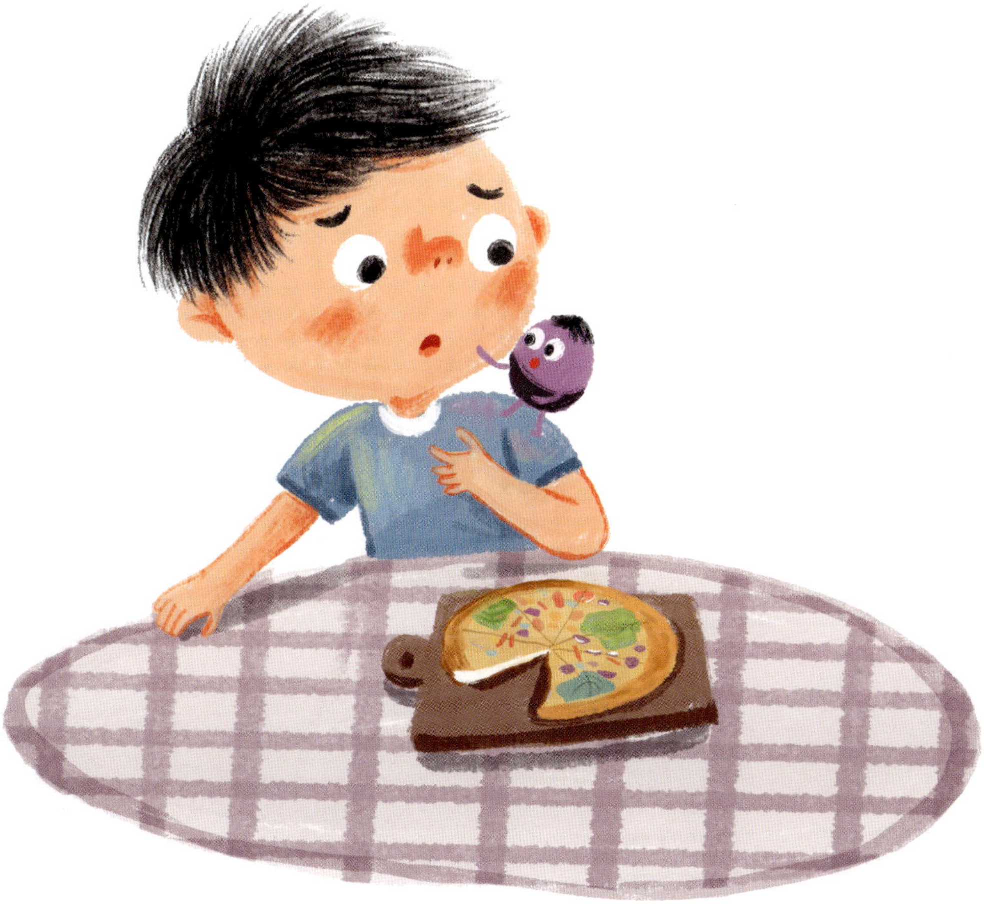

不倒翁毛球眼珠一转，它明白了卡卡的心思，来到卡卡耳边，轻声说："卡卡，我带你去消化系统看看吧，穿上防护衣，咱们出发喽！"

卡卡和毛球穿好防护衣，在豆豆张嘴的一瞬间，顺利地进入了豆豆的嘴巴里。

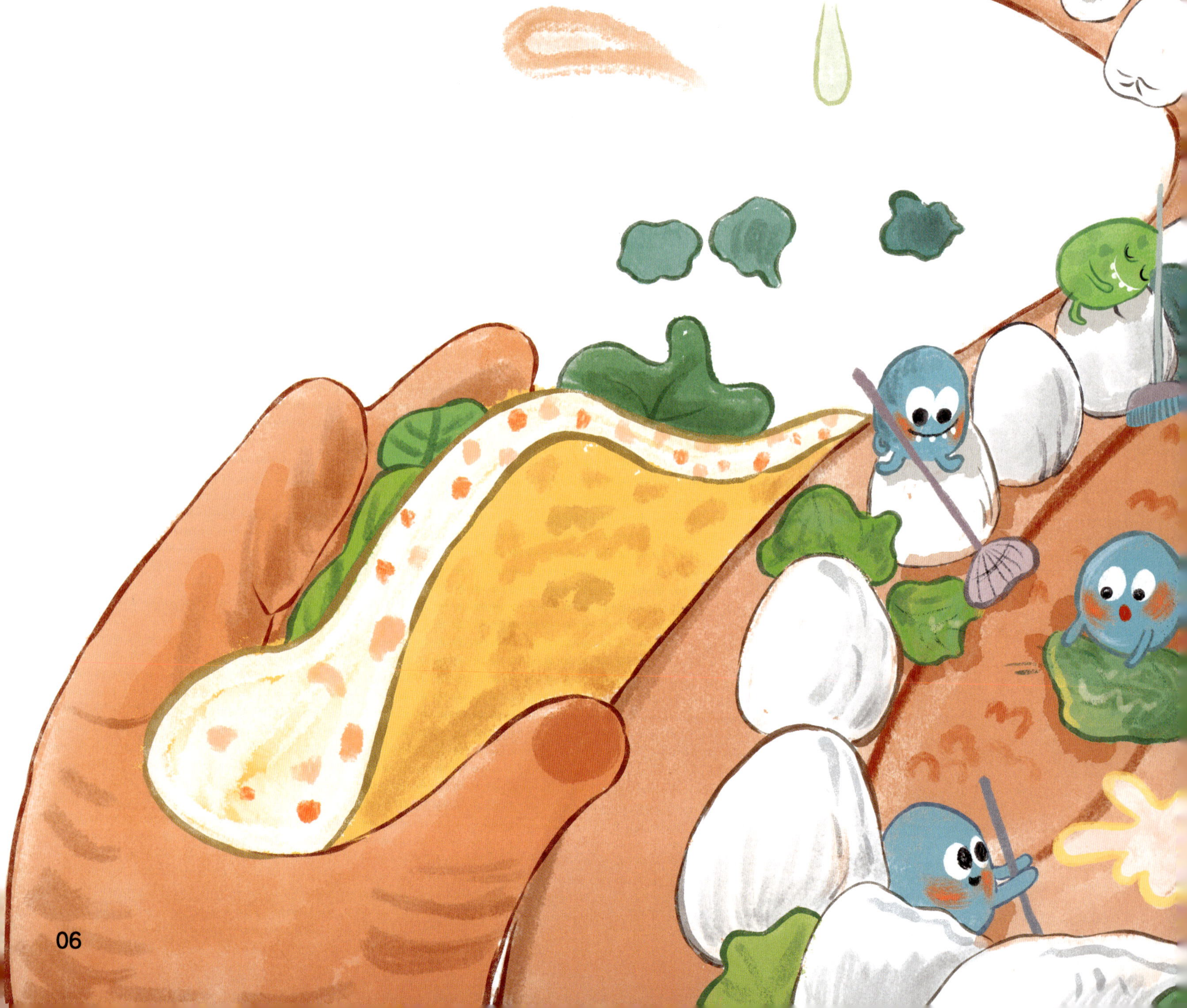

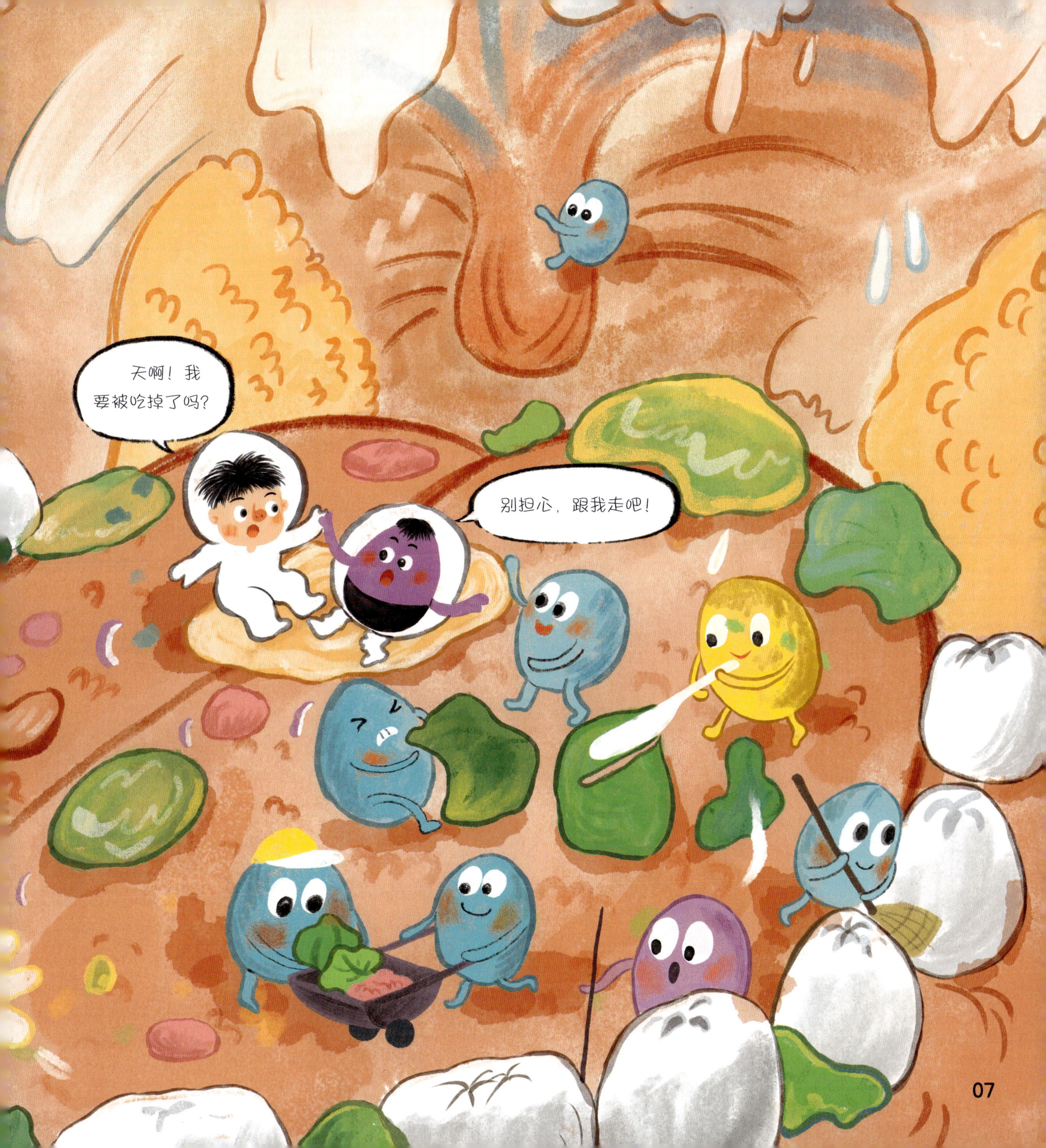
天啊！我要被吃掉了吗？
别担心，跟我走吧！

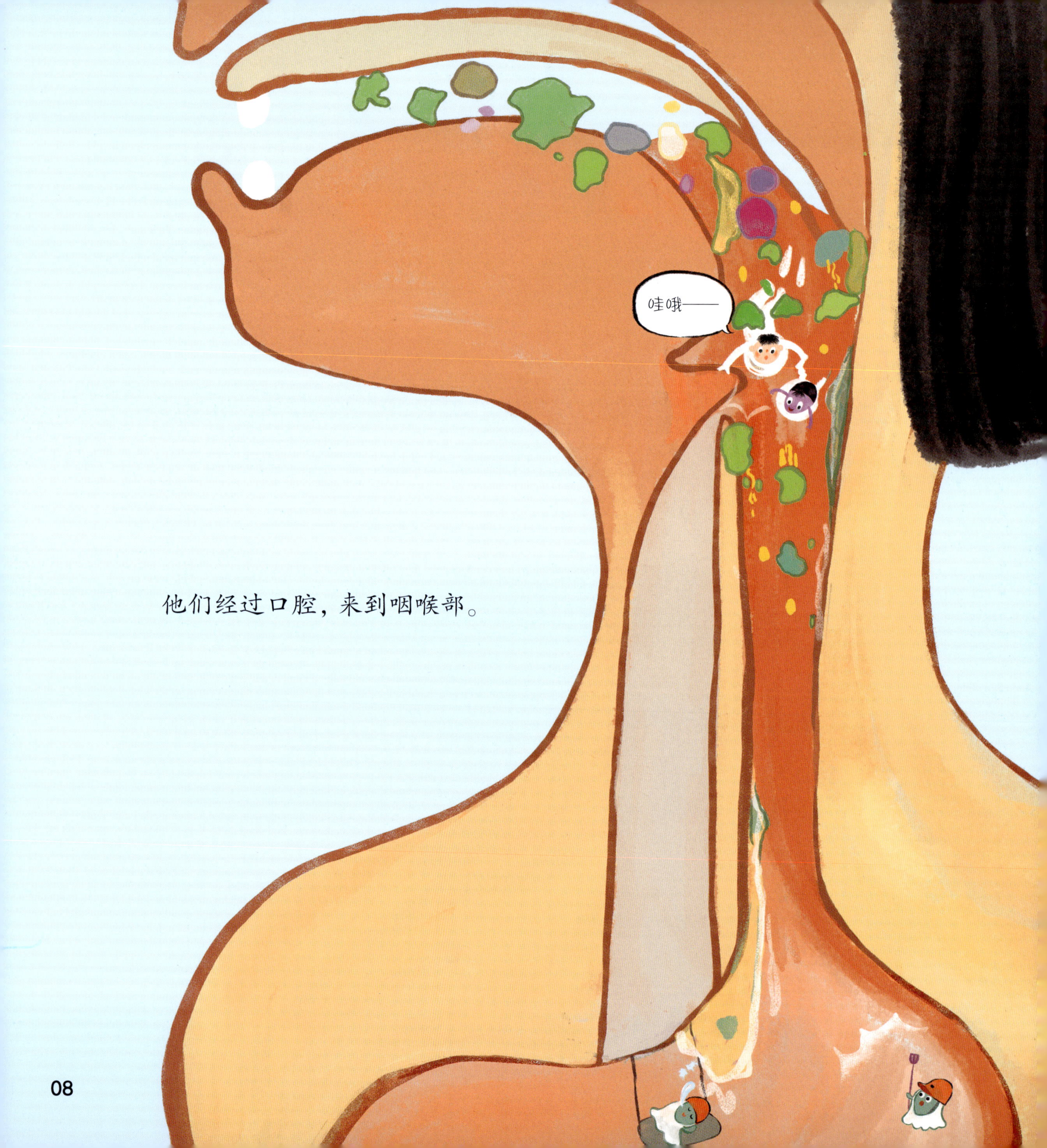

他们经过口腔，来到咽喉部。

卡卡发现有岔路：“咱们该往哪里走呢？”

“这是气管，气管上的盖子叫会厌，人说话、呼吸的时候会厌向上打开，这时候我们可不敢通过，会被吸进气管。”毛球说，“一会儿会厌盖上的时候，我们抓紧进入旁边的食道。”

正说着，会厌要盖在气管上了。毛球招呼卡卡赶紧进入了食道。

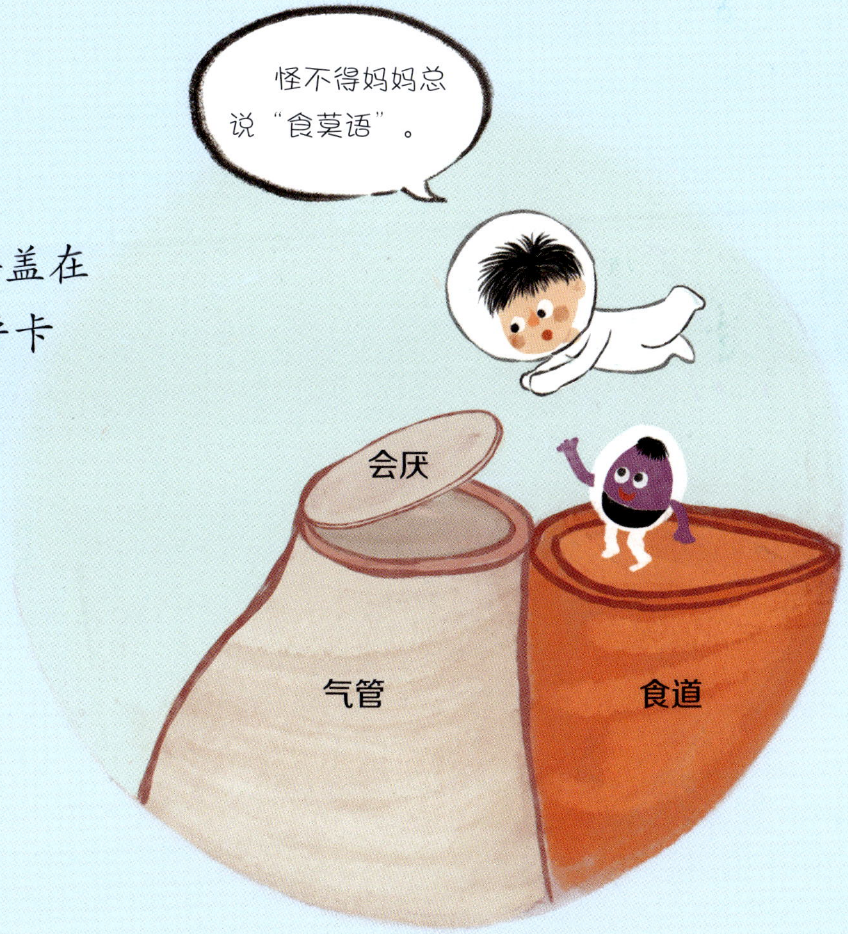

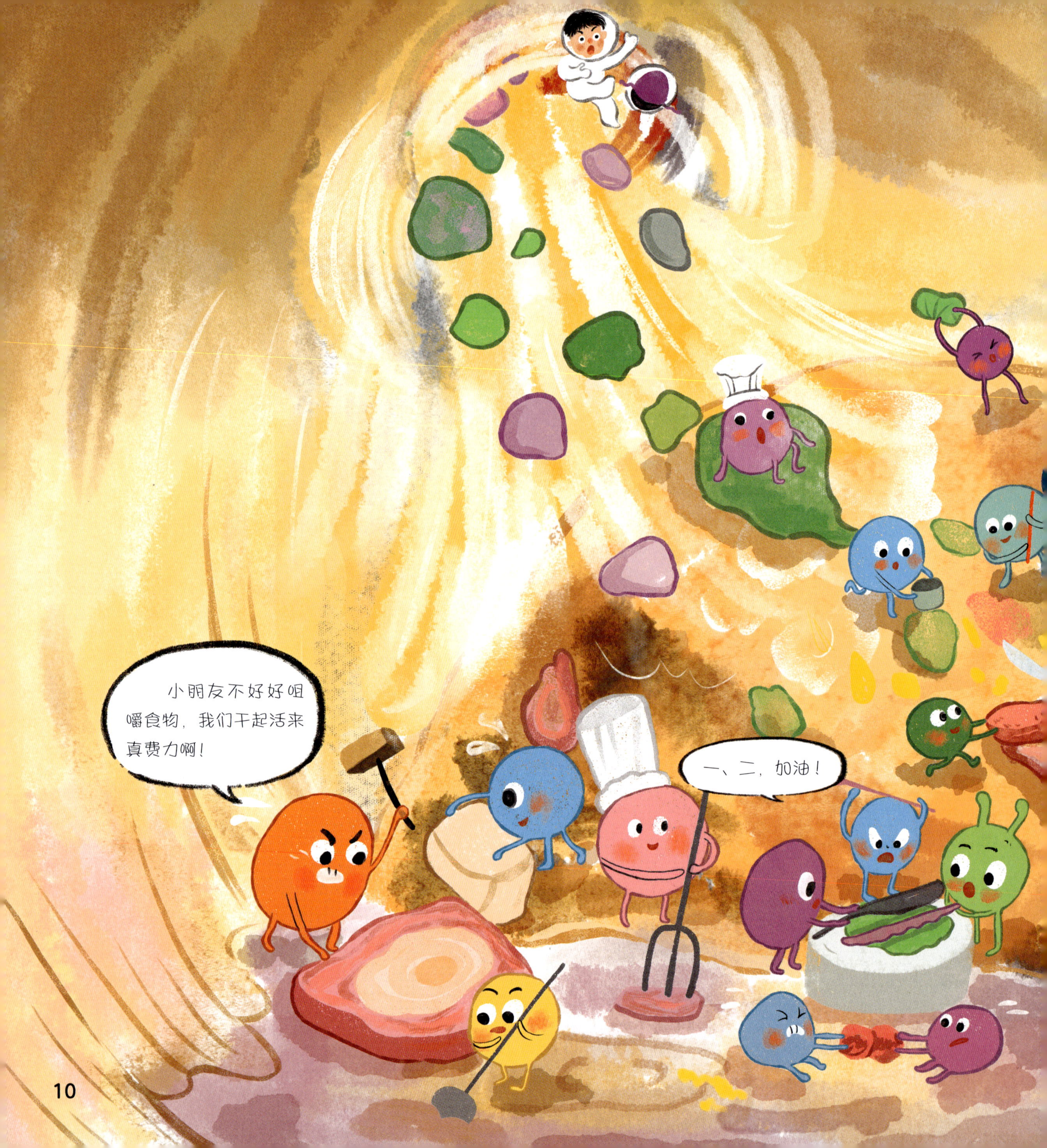
小朋友不好好咀嚼食物，我们干起活来真费力啊！
一、二，加油！

毛球和卡卡就像坐上了滑滑梯，一下子滑到胃里。

卡卡看见许多小精灵，好奇地问：“它们是谁啊？”

“这些小精灵是胃液里的消化酶，就是它们帮助你们消化食物的。”毛球说。

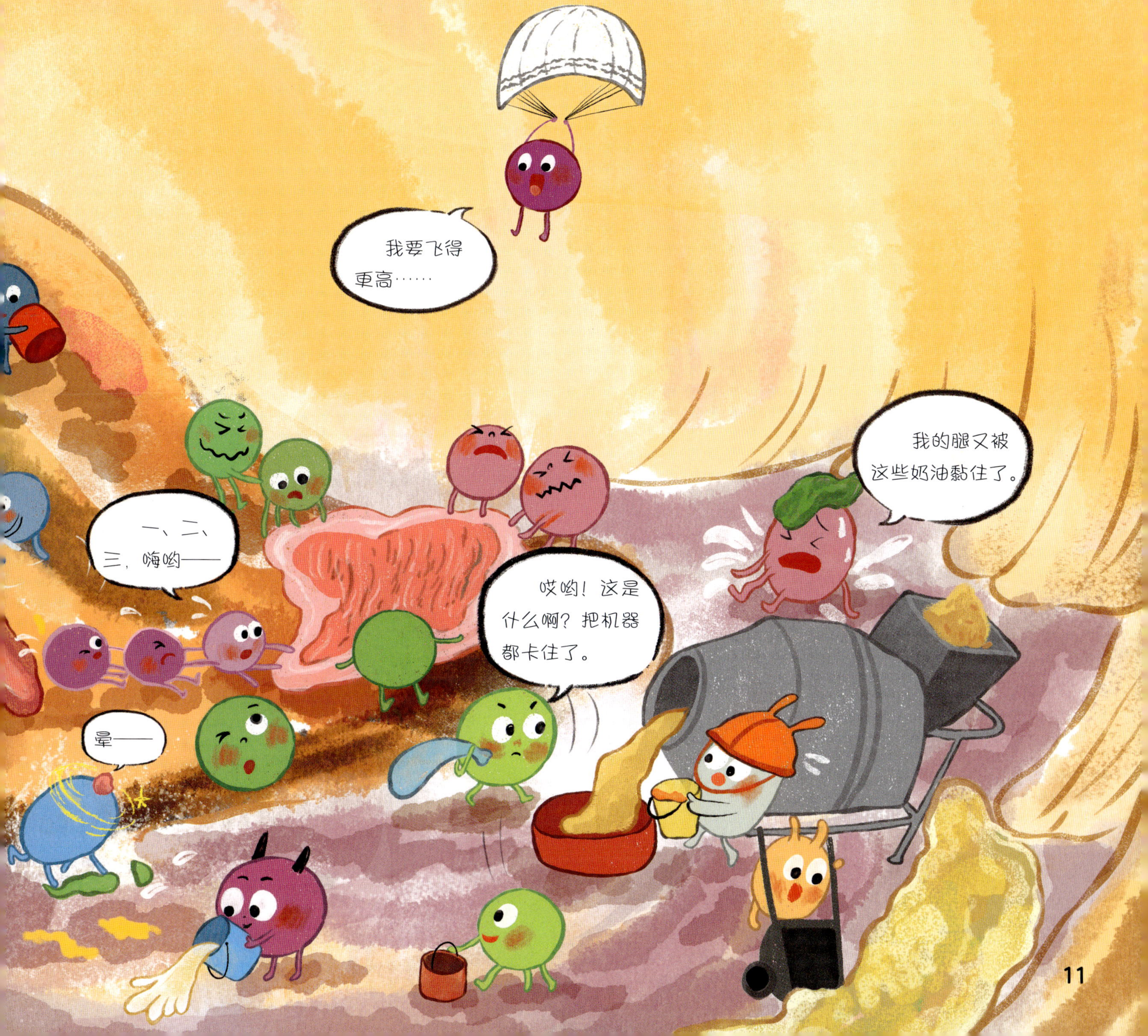

精灵们好一阵忙活，终于把食物处理得差不多了。突然，几个小精灵拿着刀叉围住了卡卡和毛球。

“不好，快跑呀！这几个精灵把我们当成食物了！”毛球大喊。这时，一阵“洪水”冲了下来……

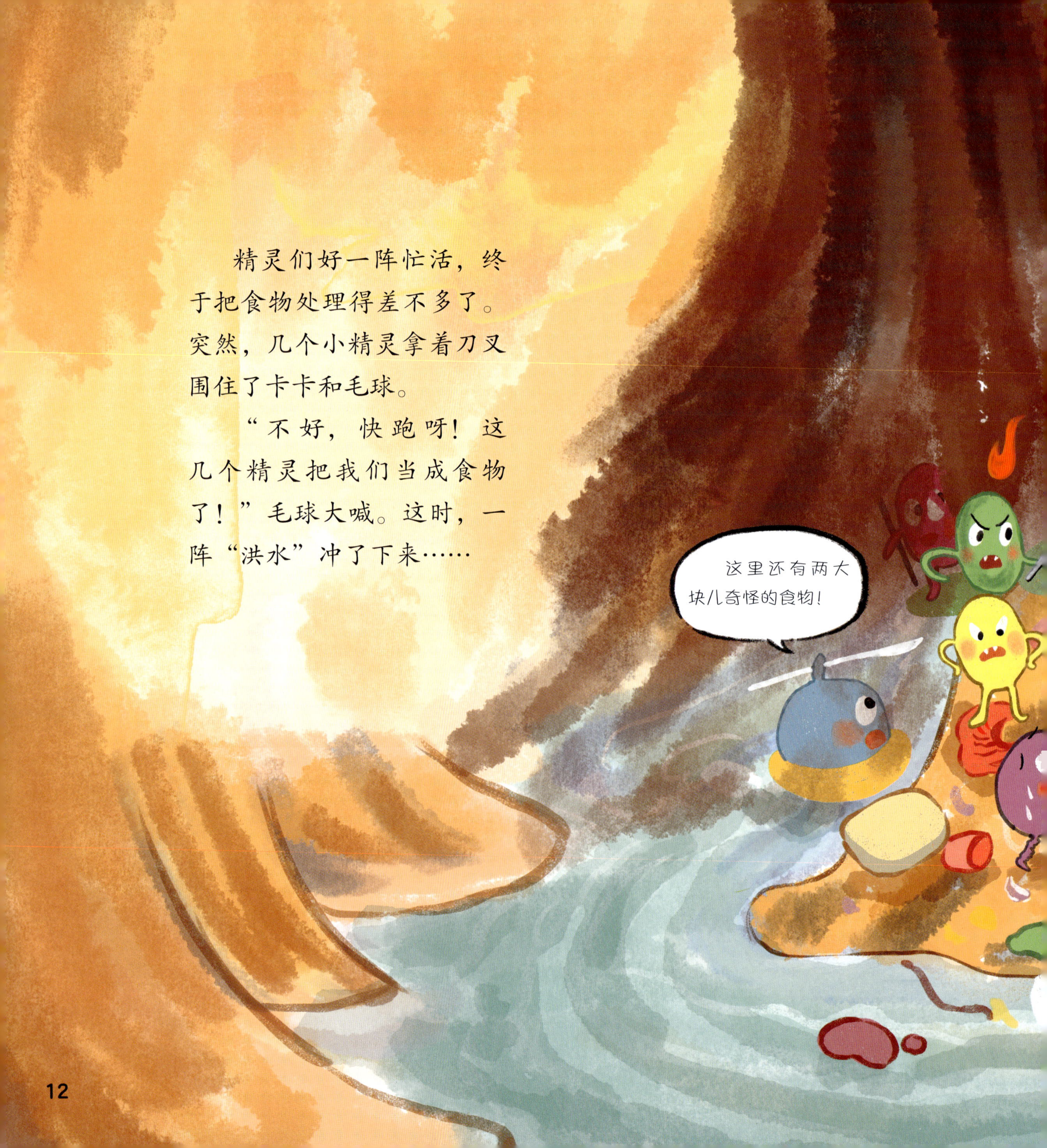

原来豆豆趁妈妈不注意，去冰箱拿了一罐冰镇可乐，“咕嘟——”猛喝了一口。

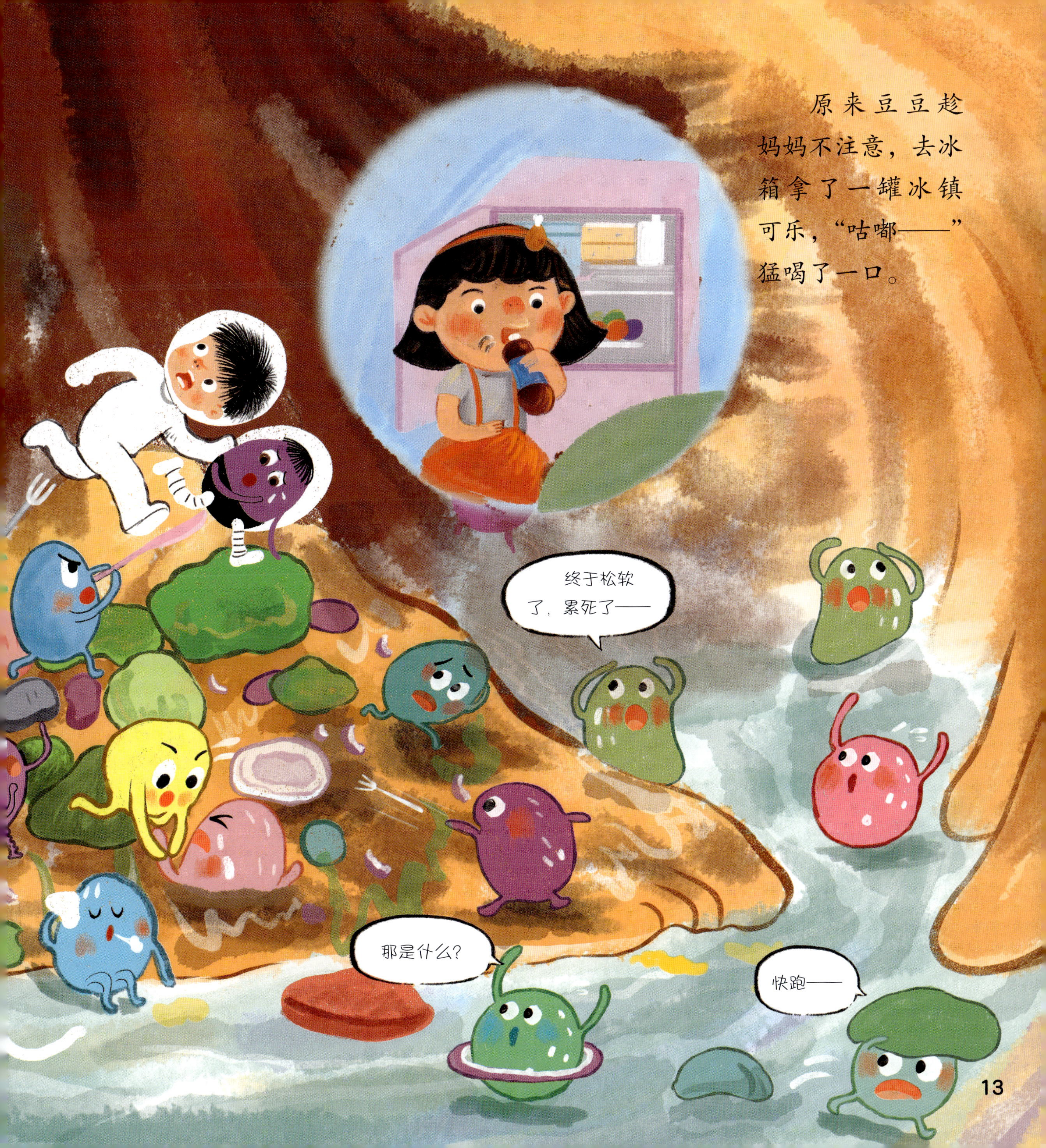

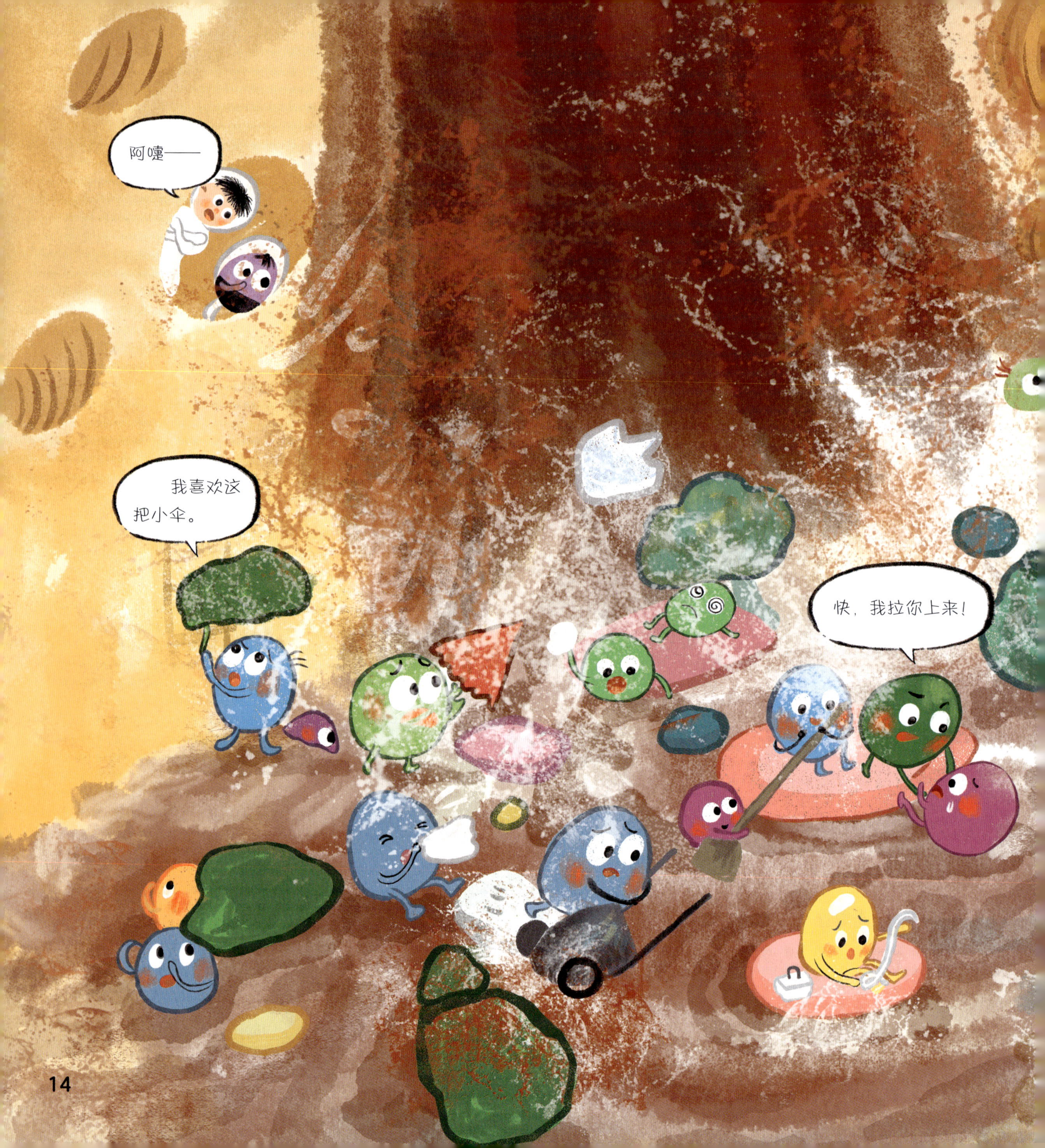
阿嚏——
我喜欢这把小伞。
快，我拉你上来！

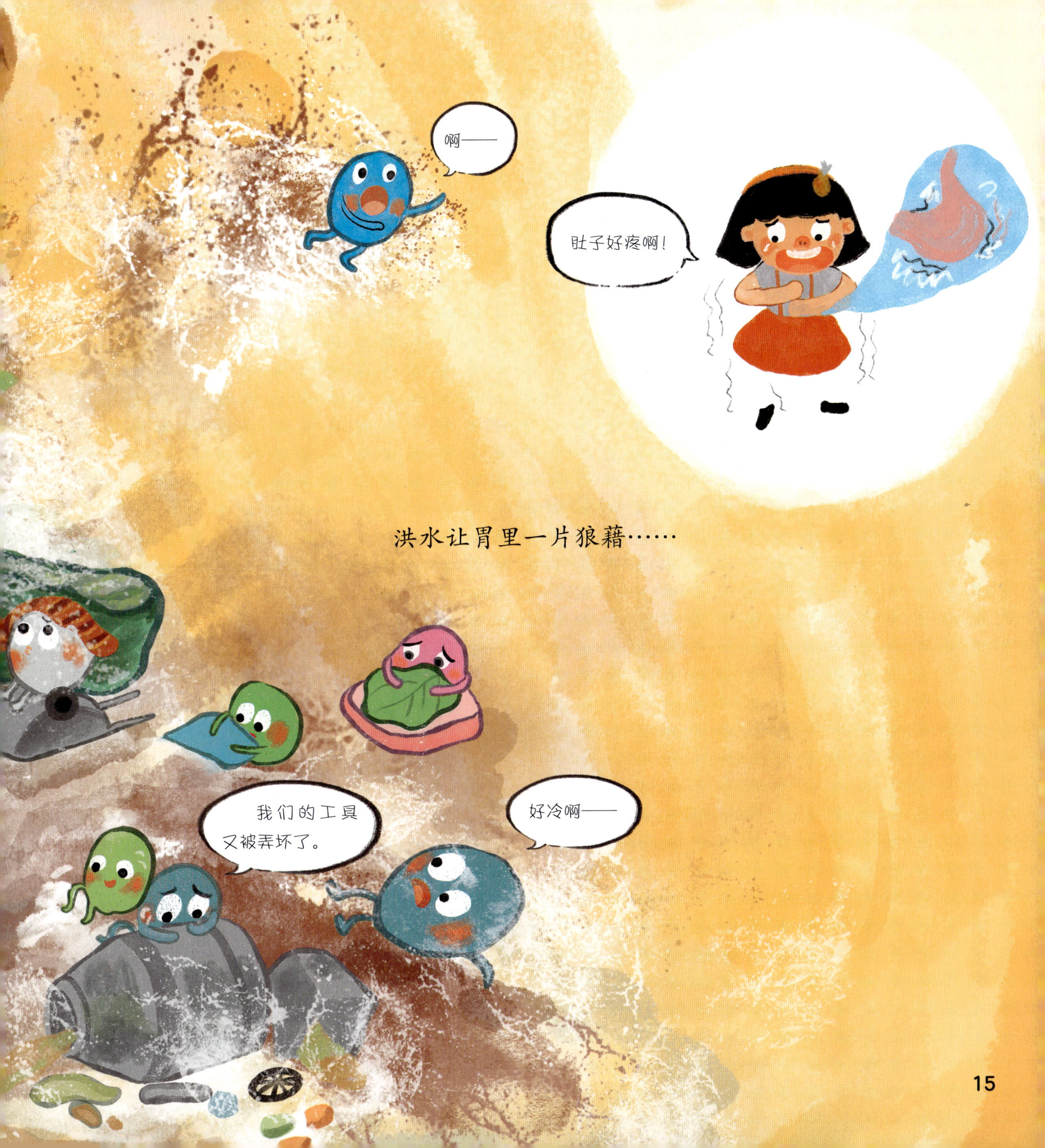

洪水让胃里一片狼藉……

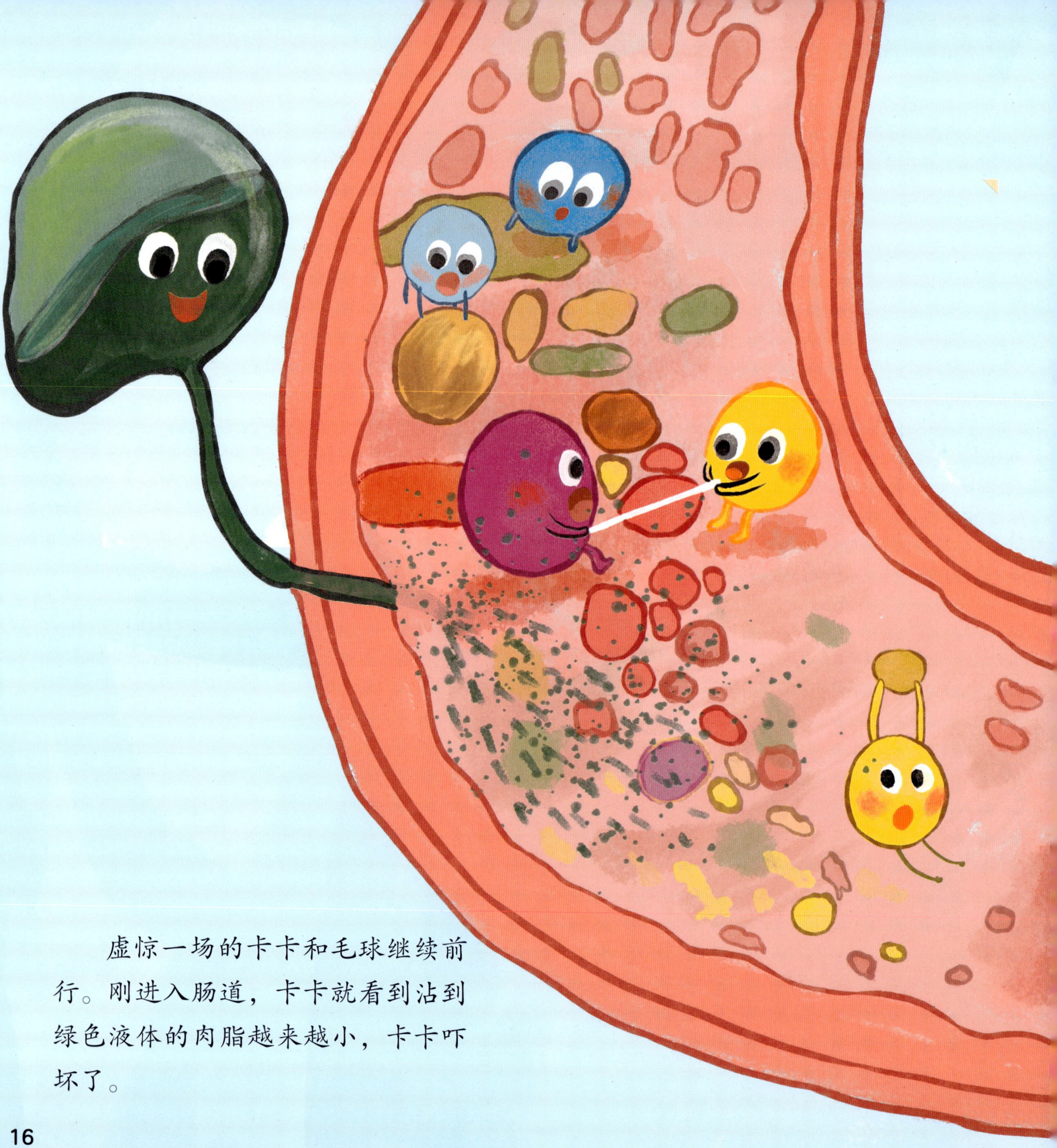

虚惊一场的卡卡和毛球继续前行。刚进入肠道，卡卡就看到沾到绿色液体的肉脂越来越小，卡卡吓坏了。

“这是胆汁，会帮助身体消化脂肪类食物。平时胆汁储存在胆囊里，吃饭后，才会进入肠道帮助消化。如果不按时吃饭，胆汁滞留在胆囊里，久而久之容易形成结石。”毛球解释道。

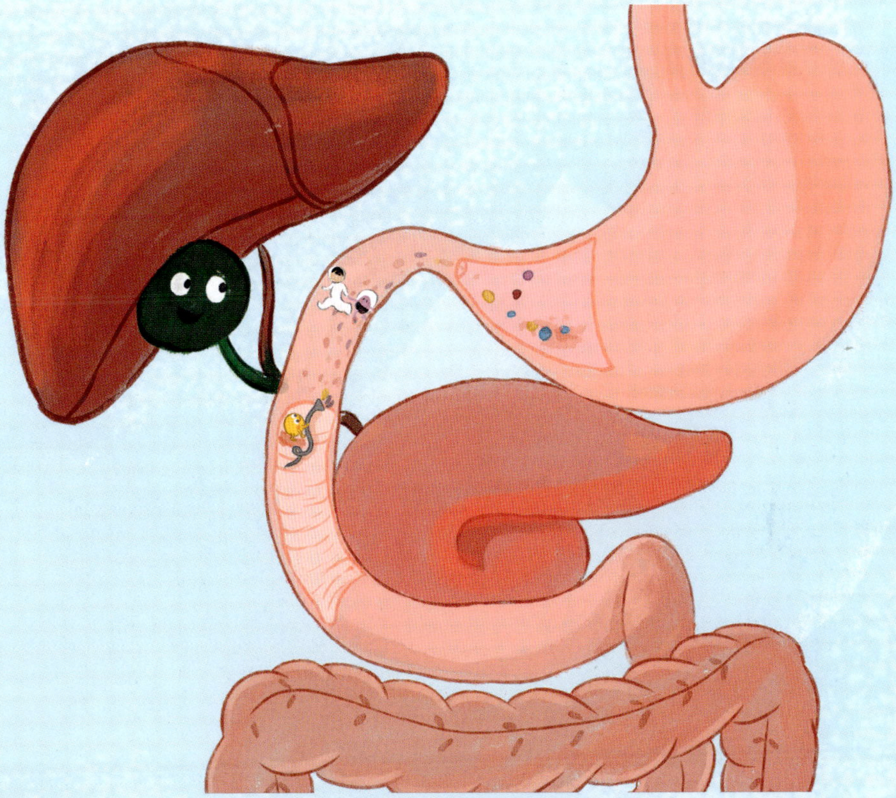

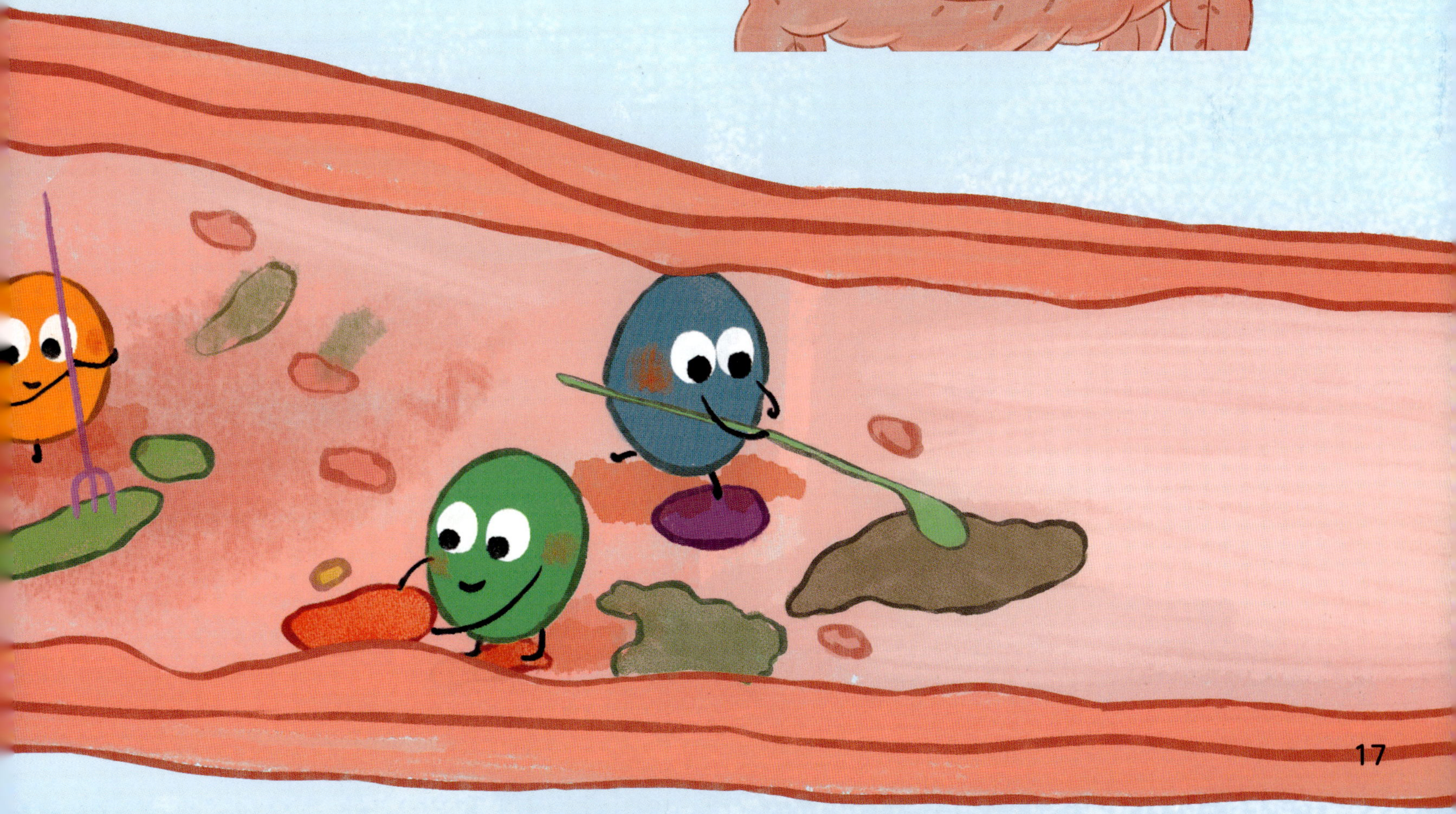

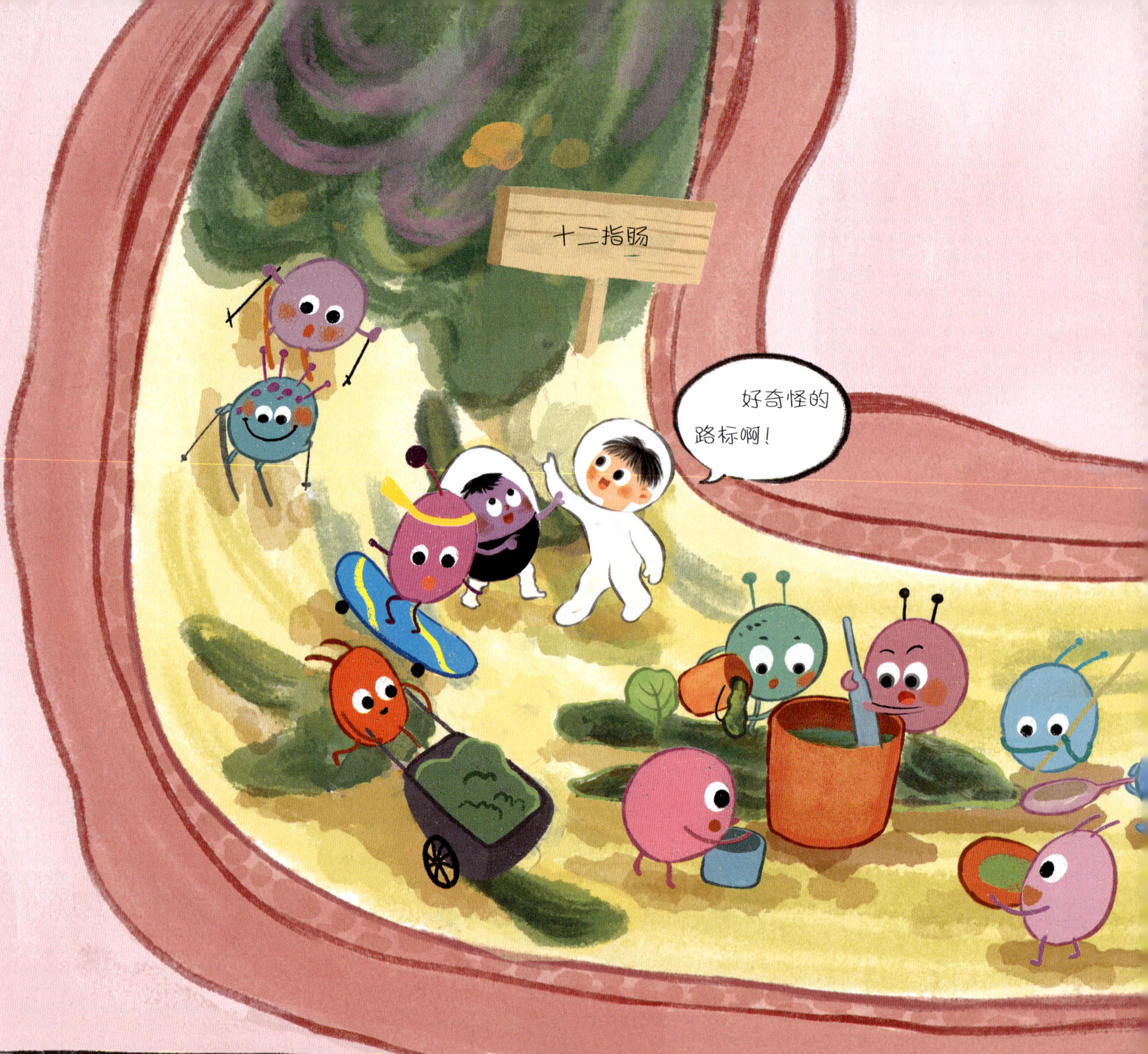

十二指肠

十二指肠的长度约为十二根手指并在一起的宽度。

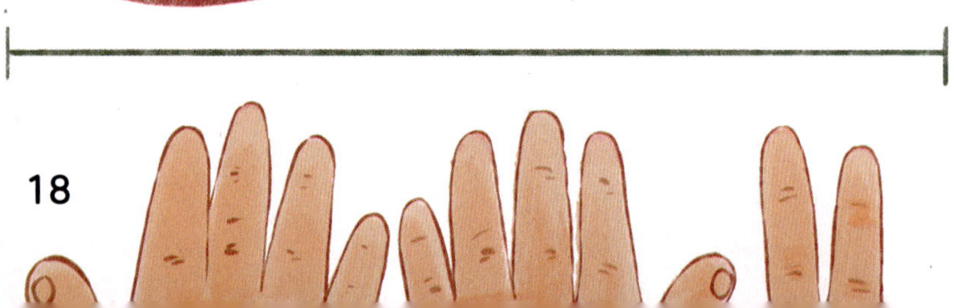

接着，卡卡和毛球来到十二指肠。

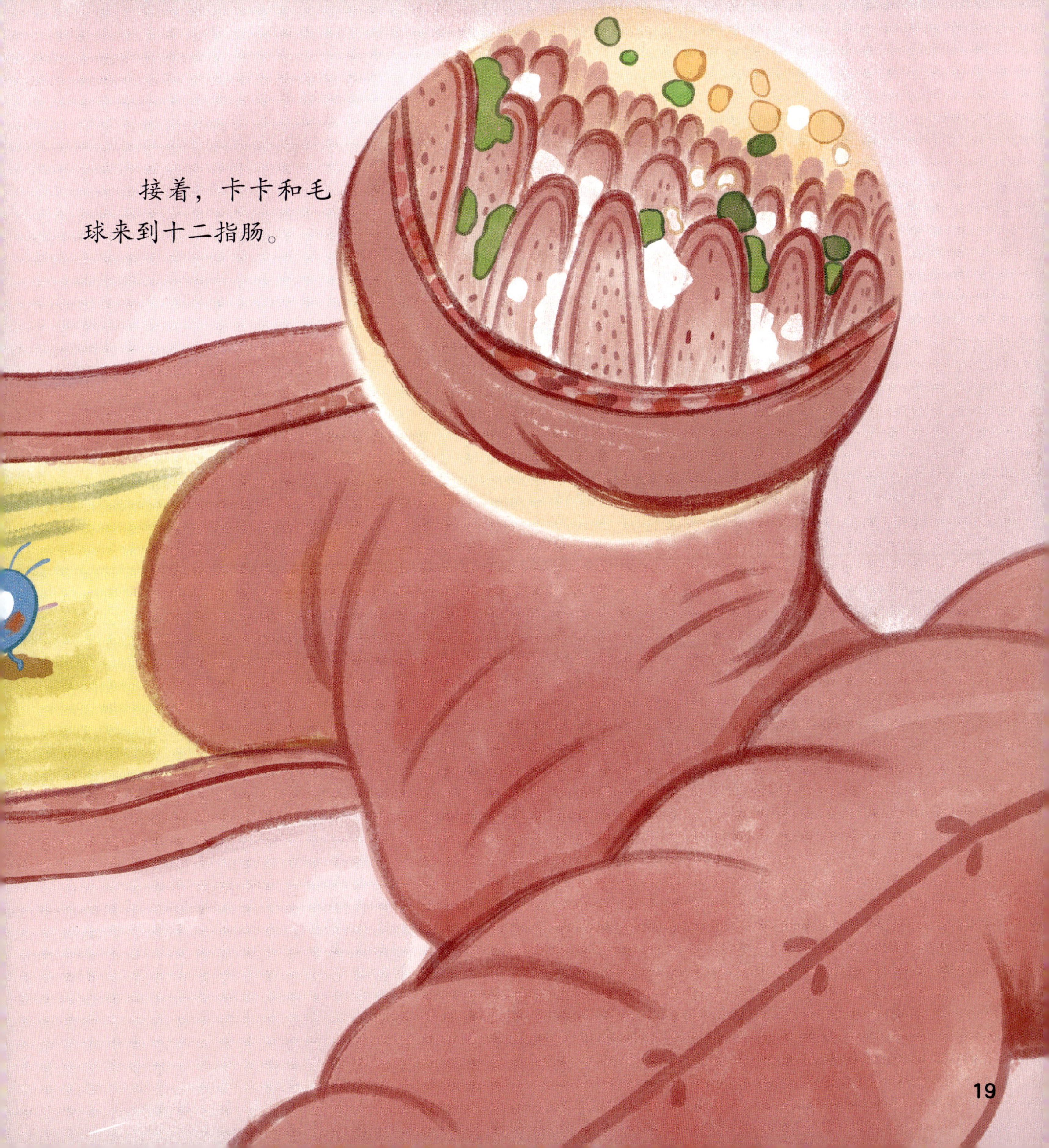

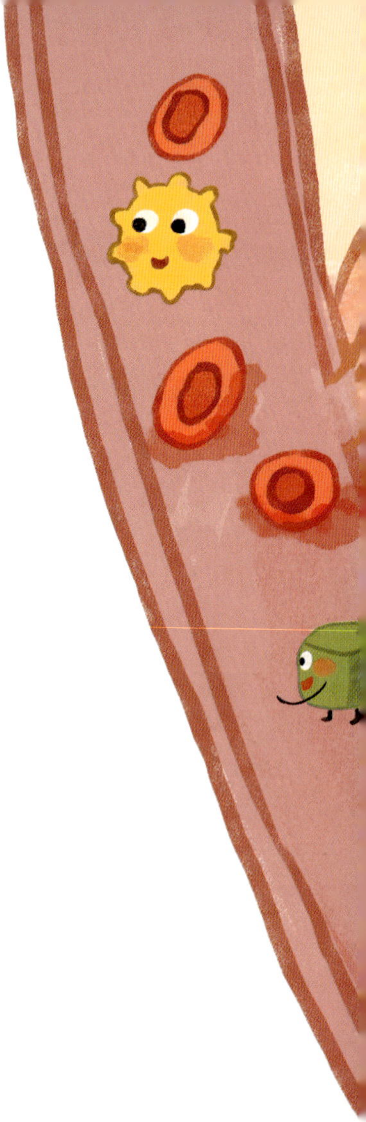

肠壁上密密麻麻的绒毛像小手一样，不停地摇摆。

卡卡问："好热闹啊，它们在干什么呢？"

"它们要把脂肪、糖、氨基酸、维生素等营养物质送到血管里。"毛球激动地说。

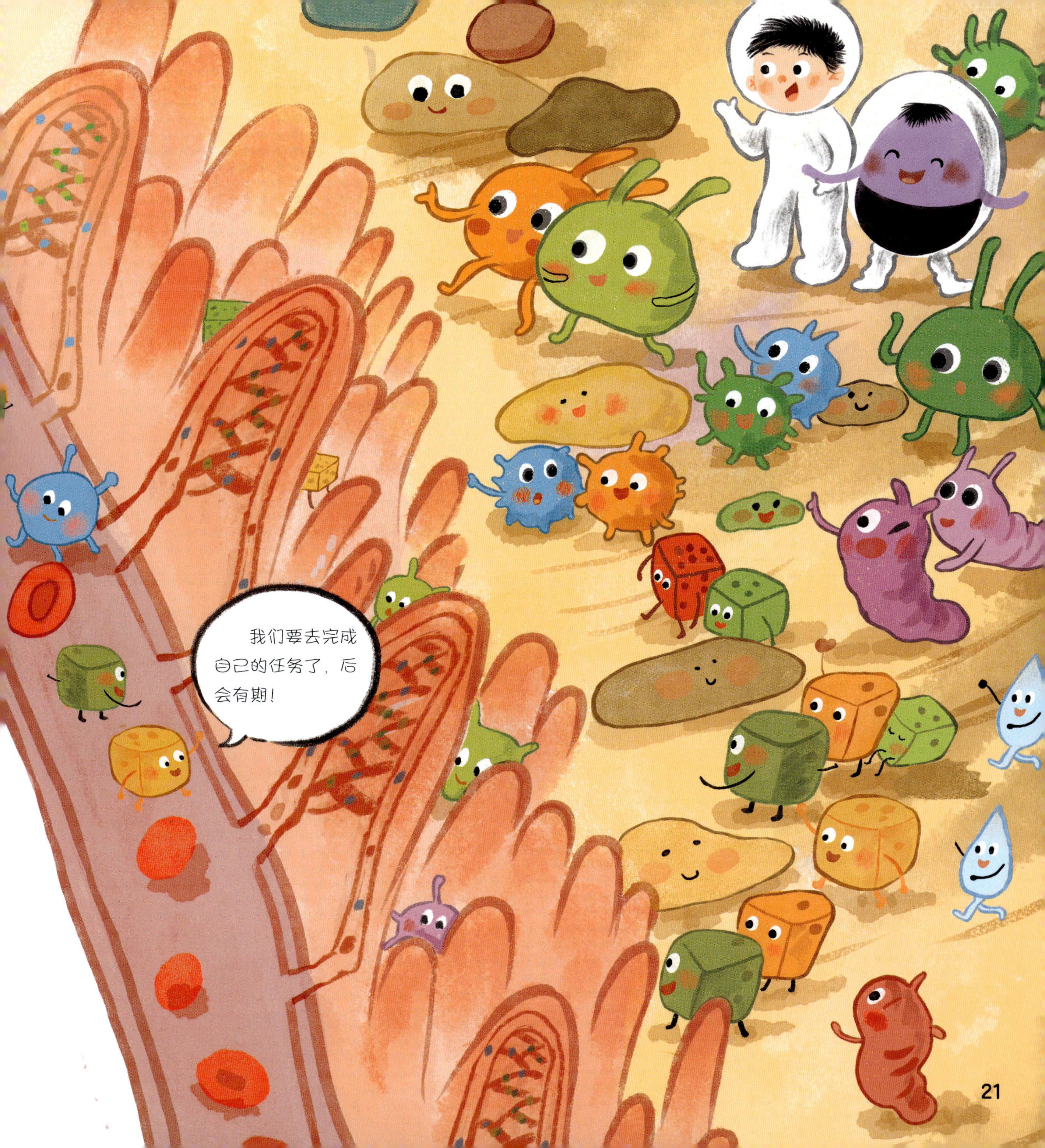
我们要去完成自己的任务了，后会有期！

豆豆看书、跳绳、玩耍，精神抖擞。

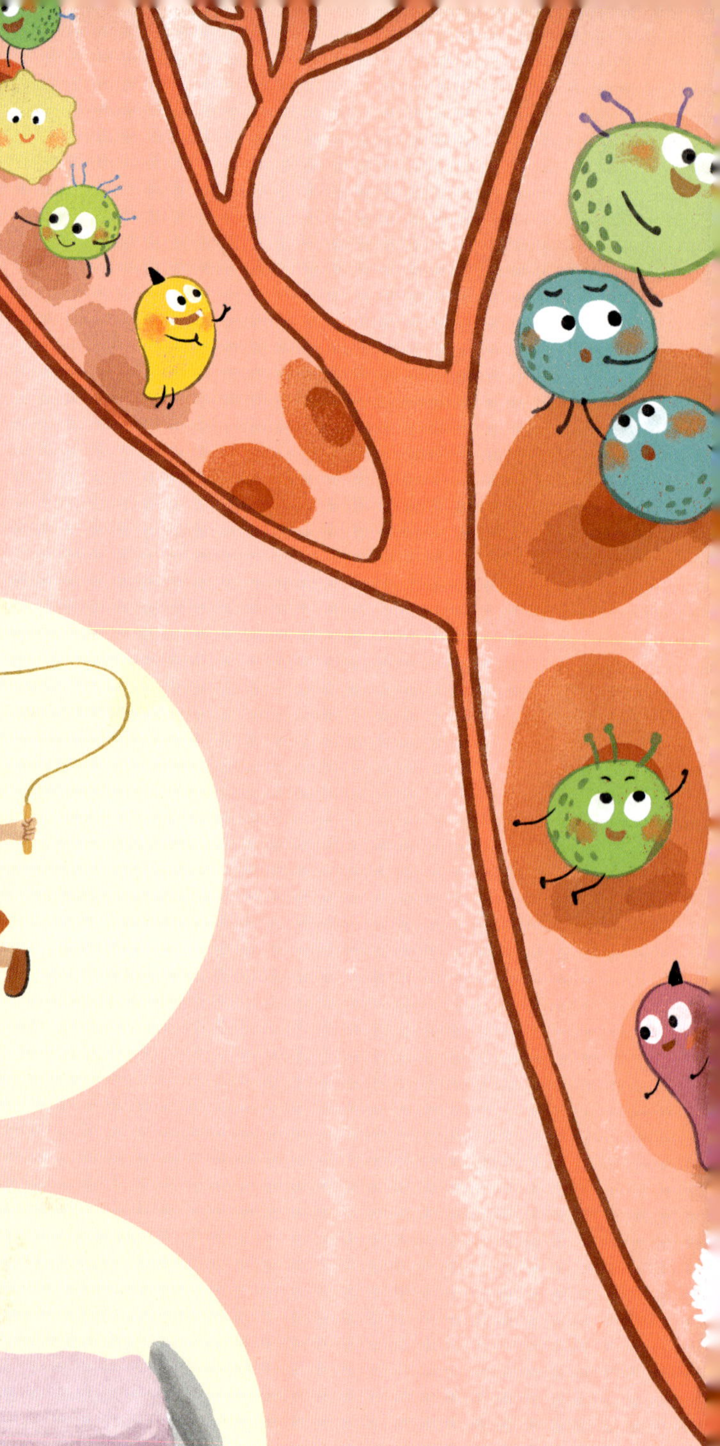

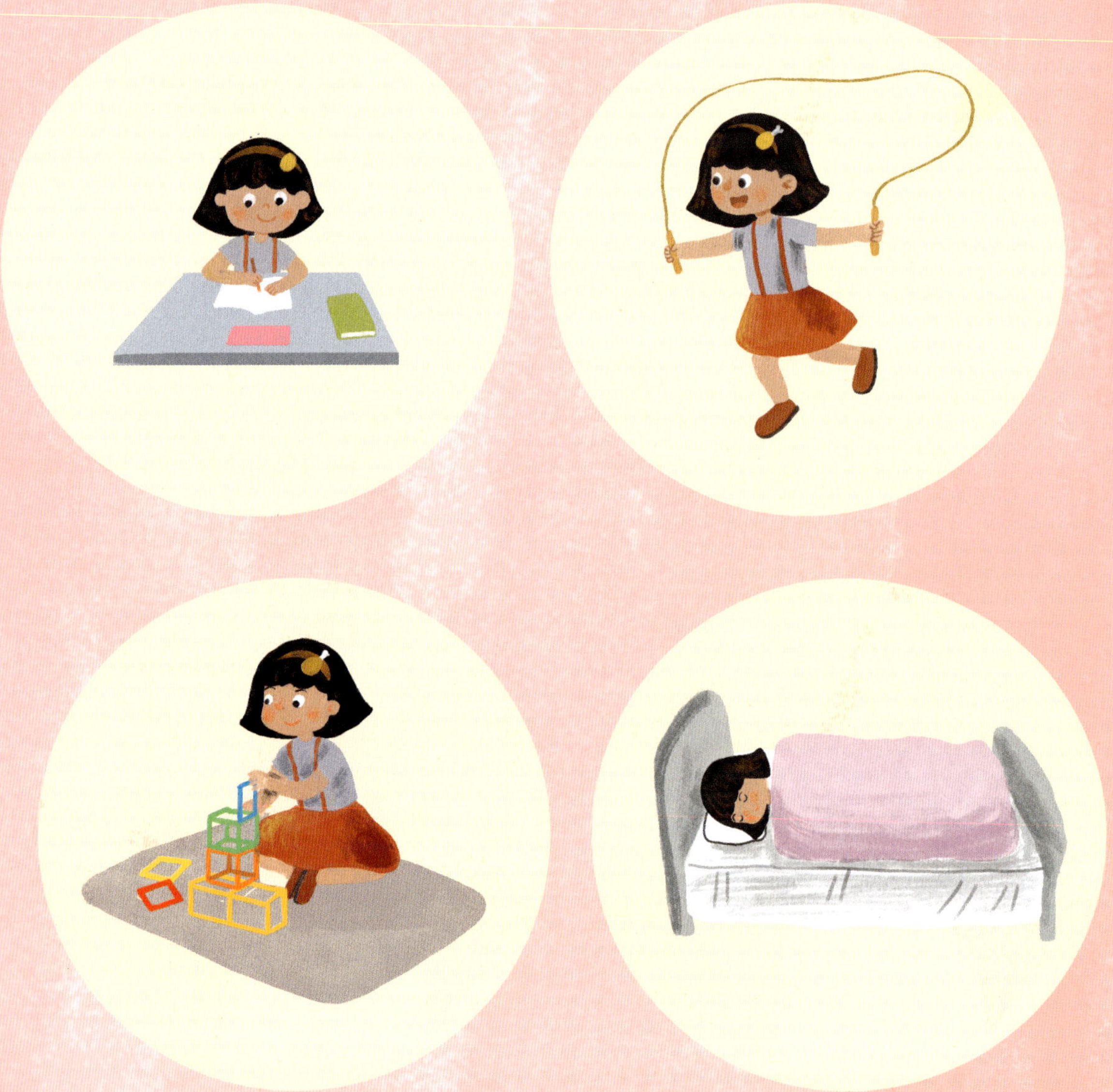

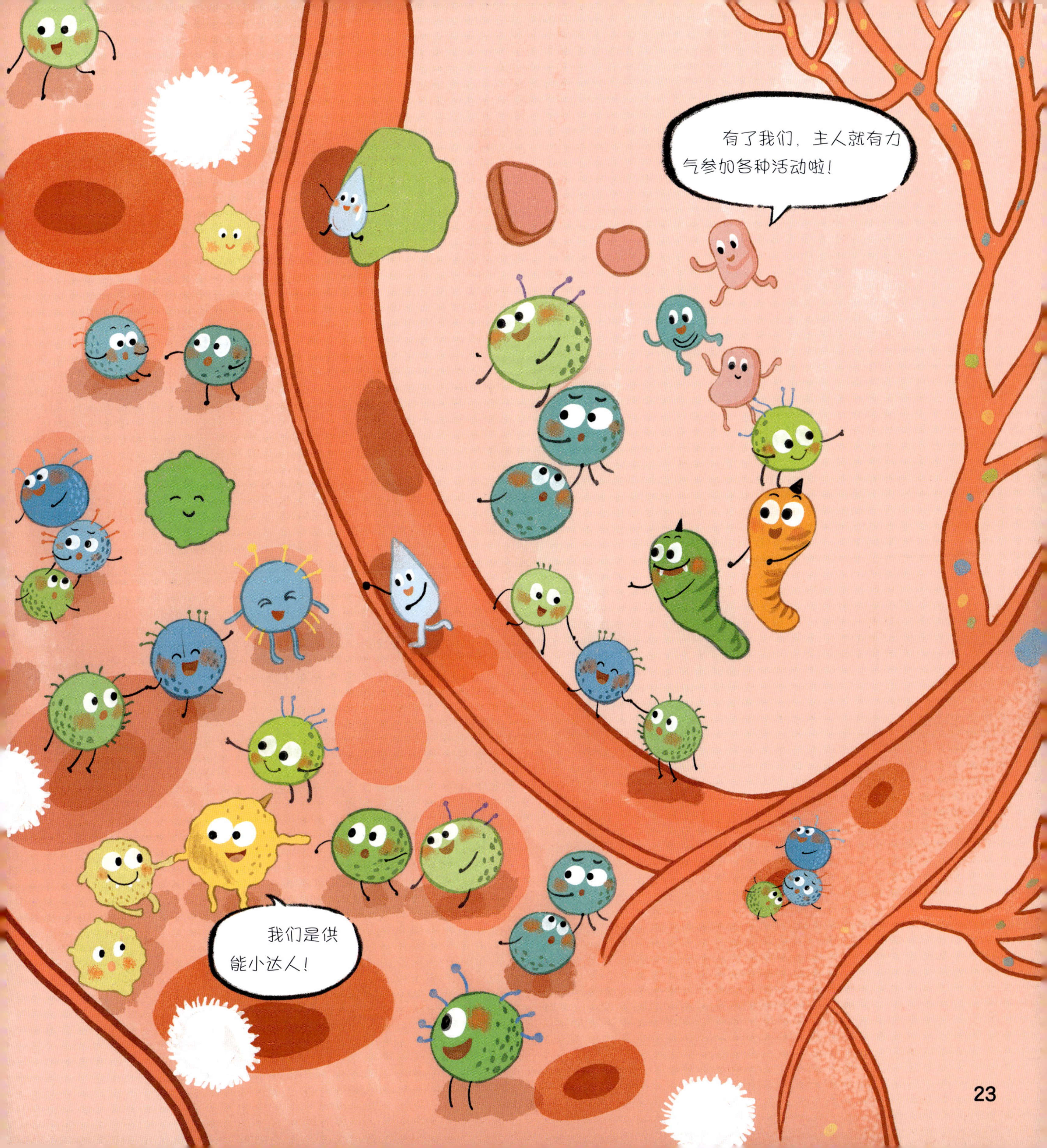
有了我们，主人就有力气参加各种活动啦！
我们是供能小达人！

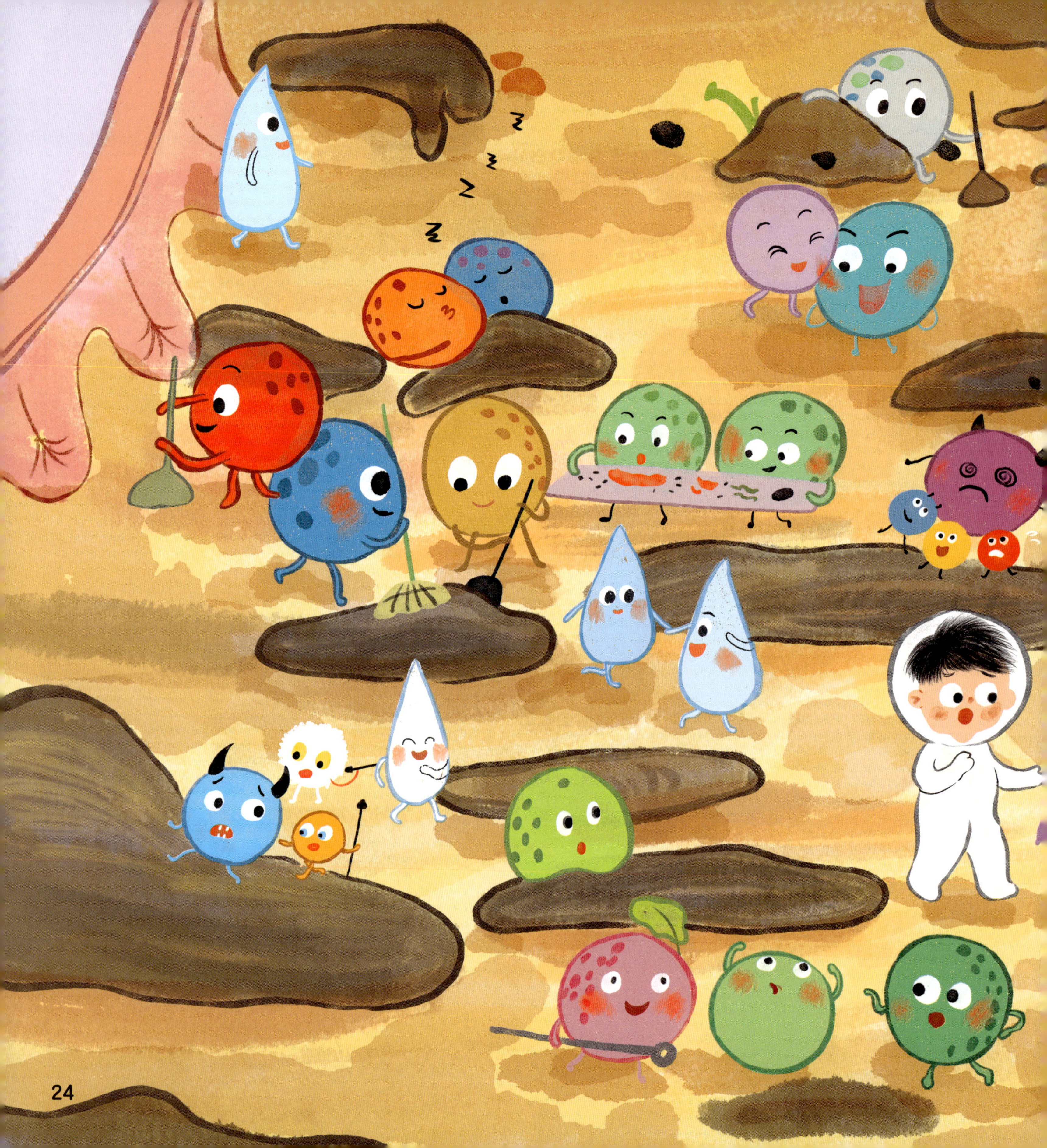

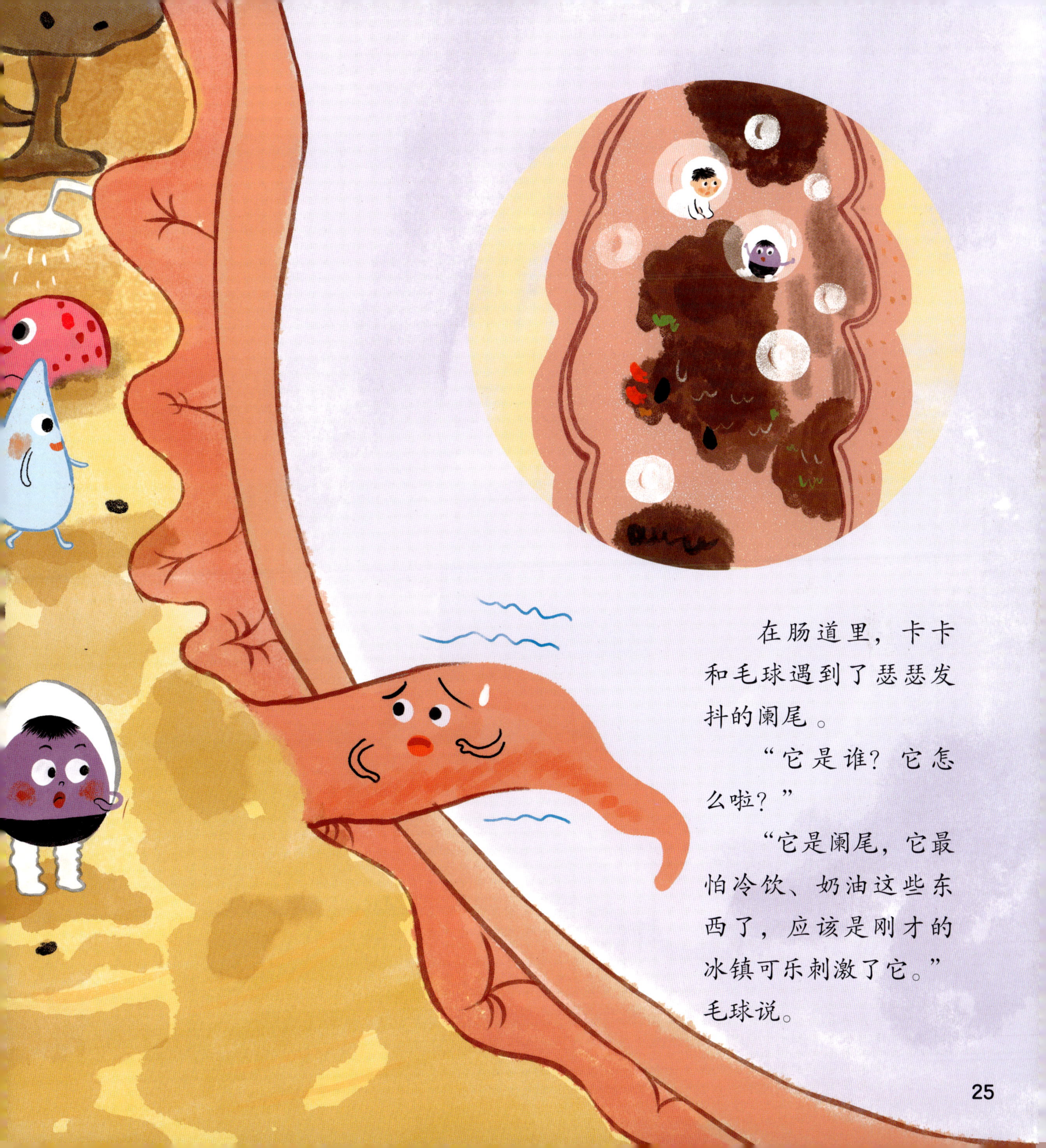

在肠道里，卡卡和毛球遇到了瑟瑟发抖的阑尾。

“它是谁？它怎么啦？”

“它是阑尾，它最怕冷饮、奶油这些东西了，应该是刚才的冰镇可乐刺激了它。”毛球说。

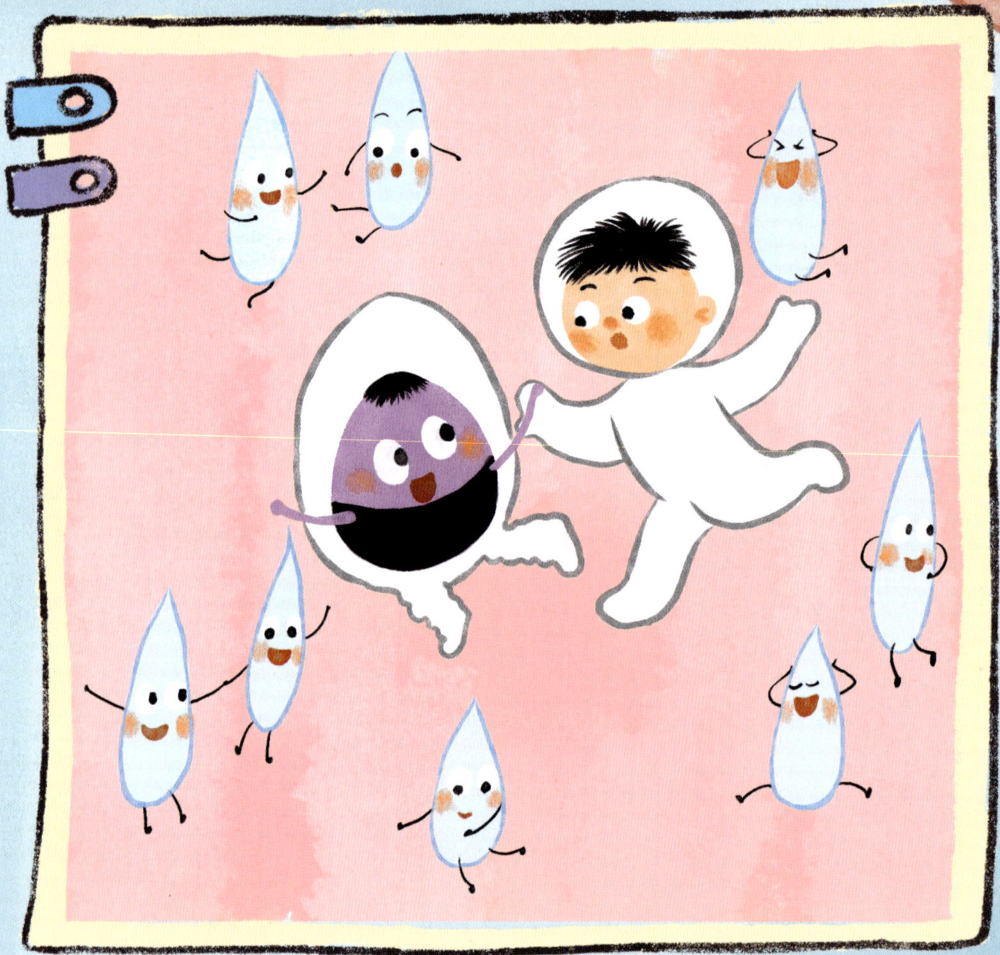

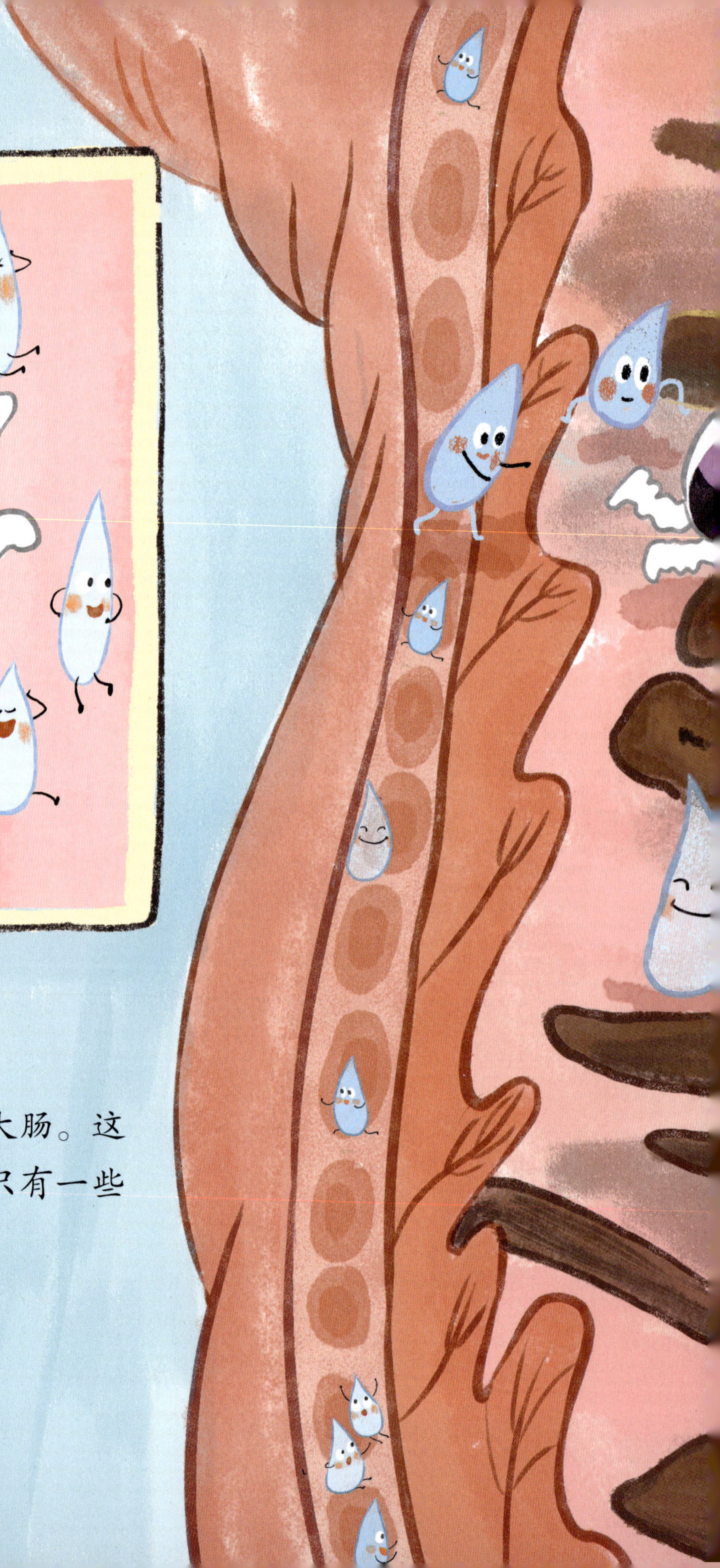

卡卡和毛球一直往前走，来到了大肠。这里已经看不到消化精灵们的身影了，只有一些水精灵和食物残渣。

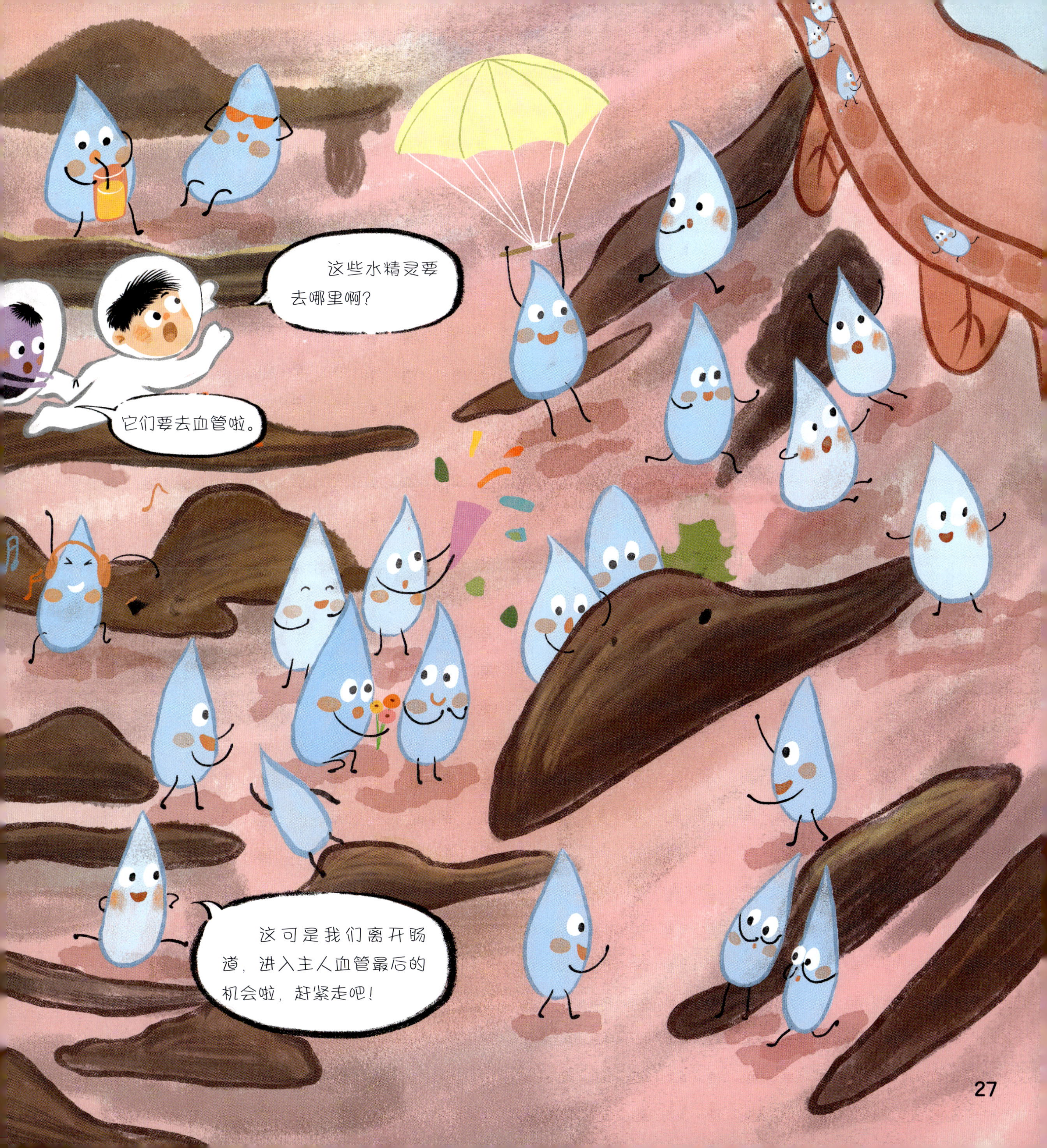
这些水精灵要去哪里啊？
它们要去血管啦。
这可是我们离开肠道，进入主人血管最后的机会啦，赶紧走吧！

继续前进。

卡卡发现食物残渣里有好多细菌，他好奇地问：“它们在干什么？”

毛球说：“这些细菌从便便中获取营养。”

“便便？你说什么？”卡卡惊叫道。

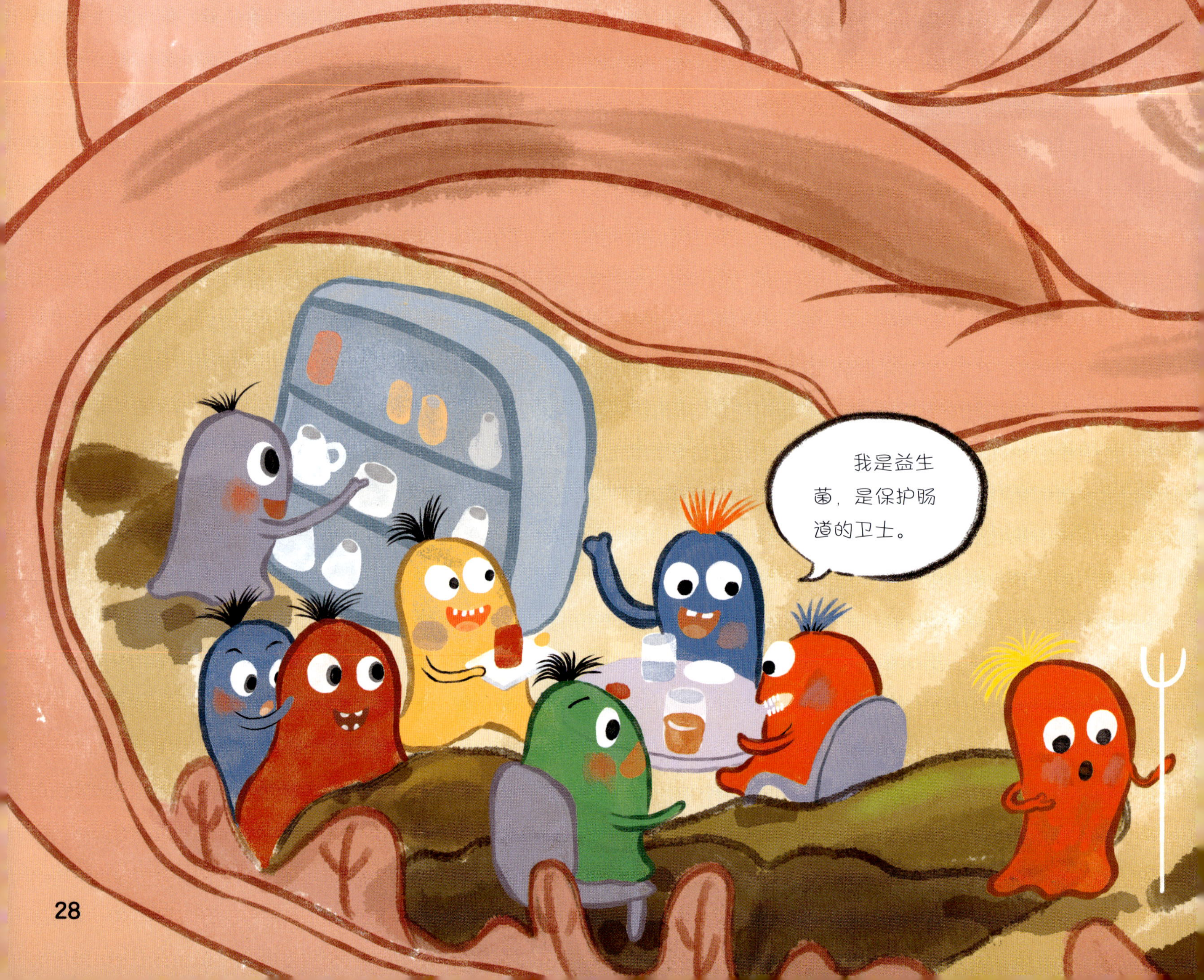

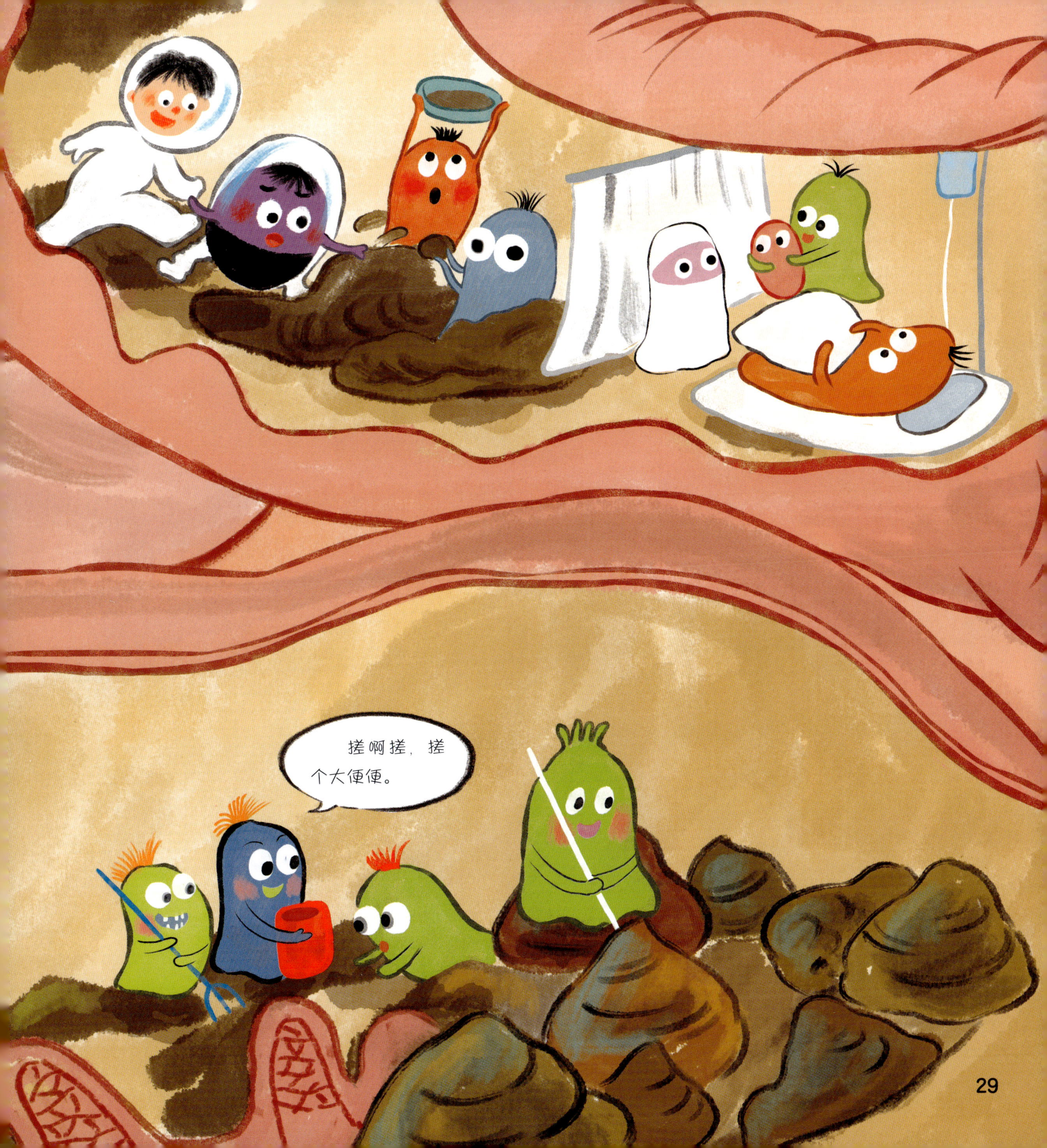
搓啊搓，搓个大便便。

卡卡、毛球和便便一起来到了直肠，终于到了出口。

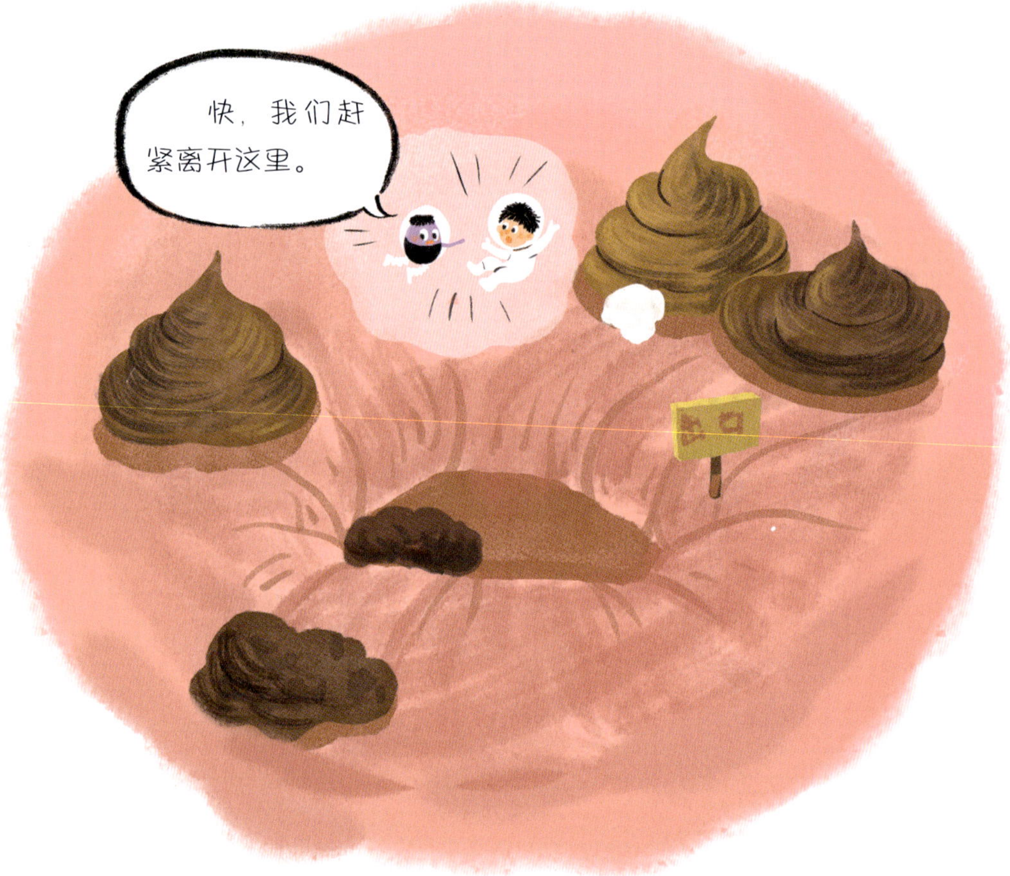

噗——

豆豆放了个屁。

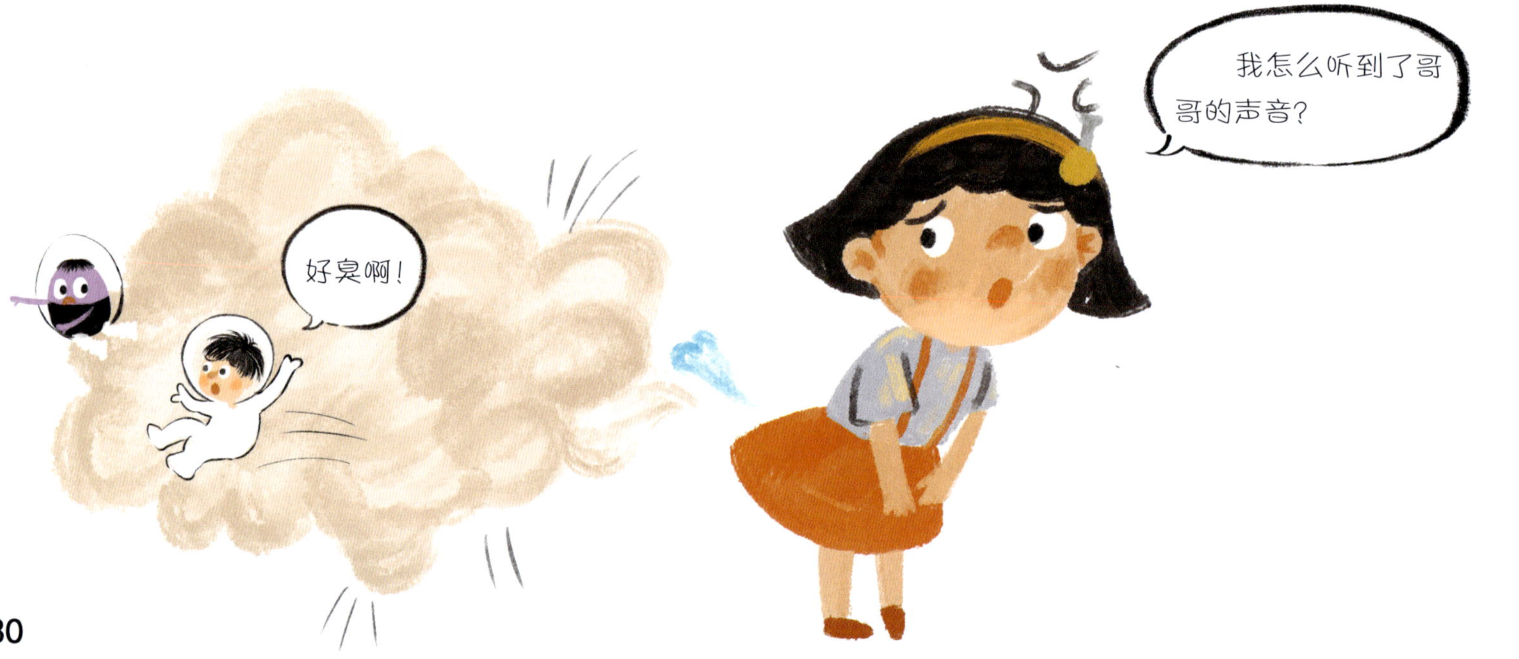

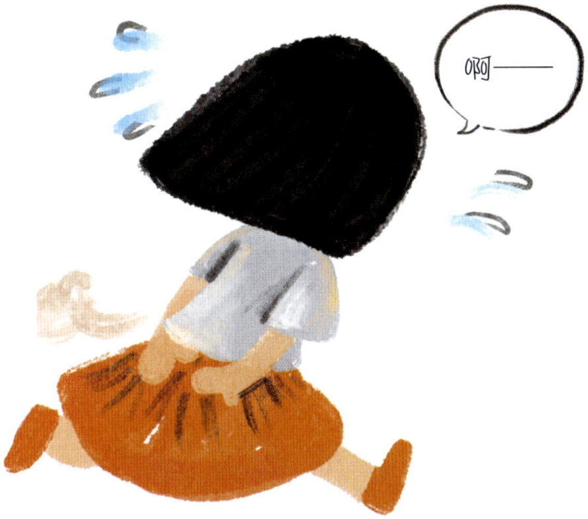
啊——

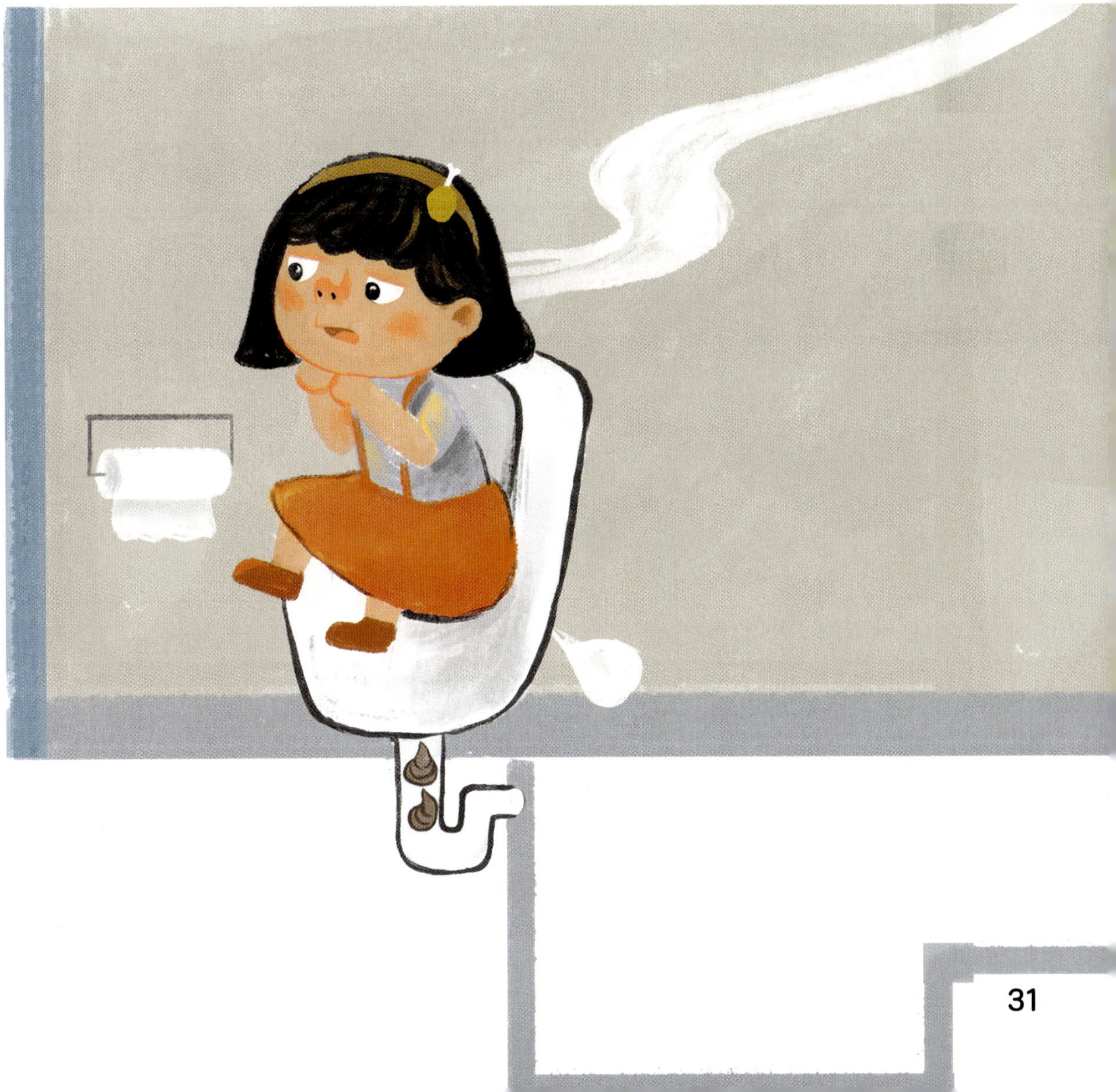

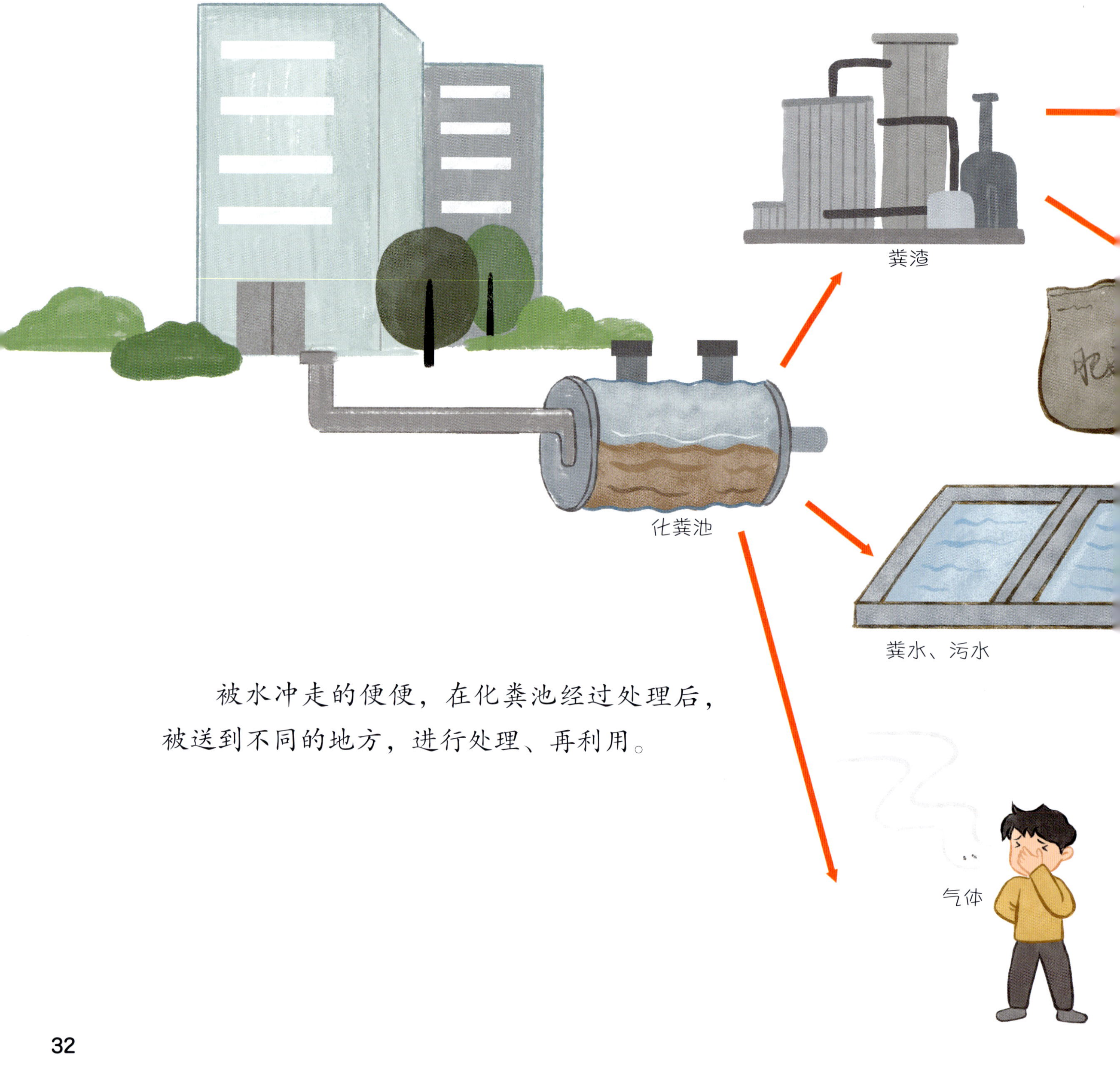

被水冲走的便便，在化粪池经过处理后，被送到不同的地方，进行处理、再利用。

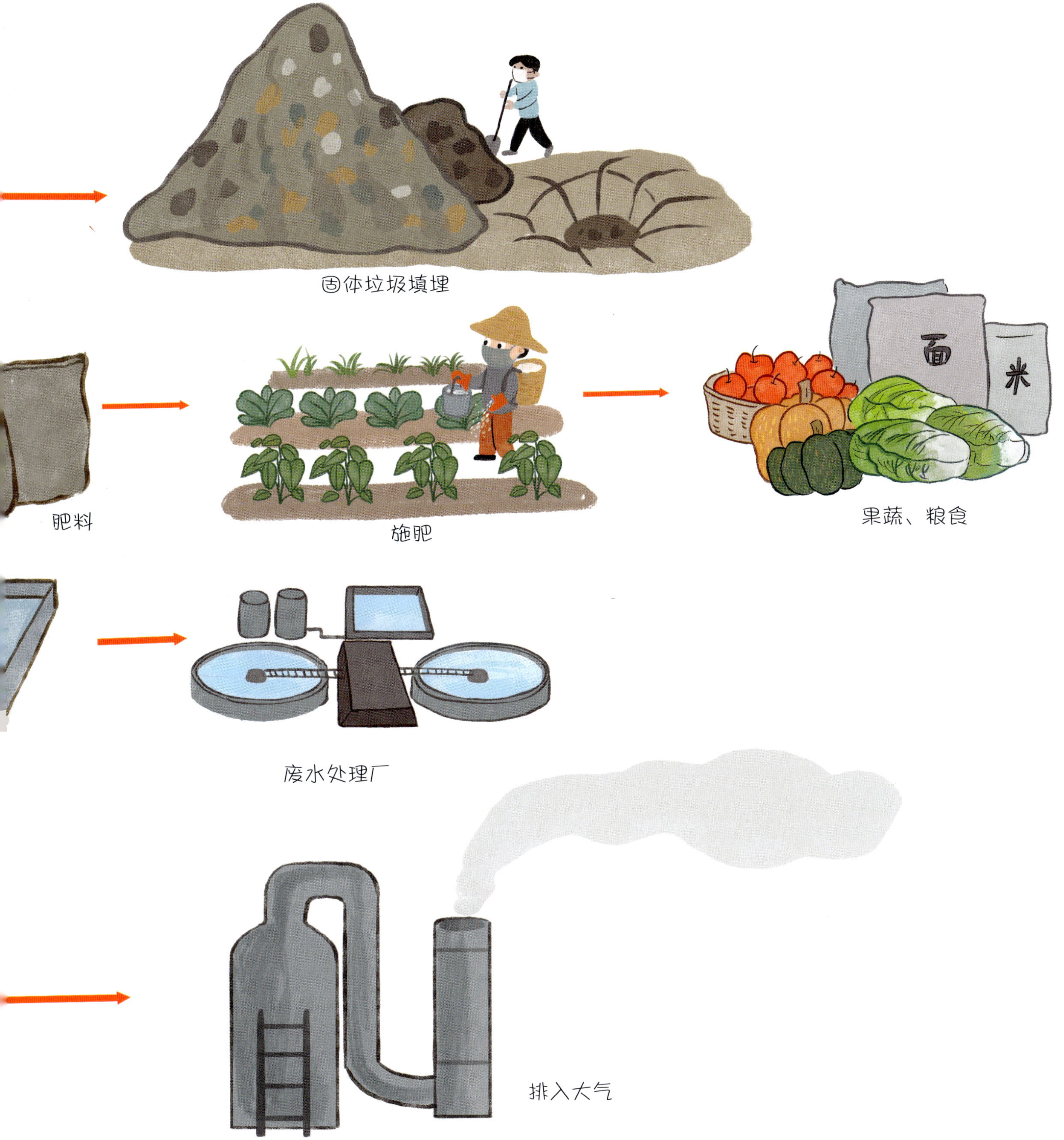
固体垃圾填埋
肥料
施肥
面
米
果蔬、粮食
废水处理厂
排入大气

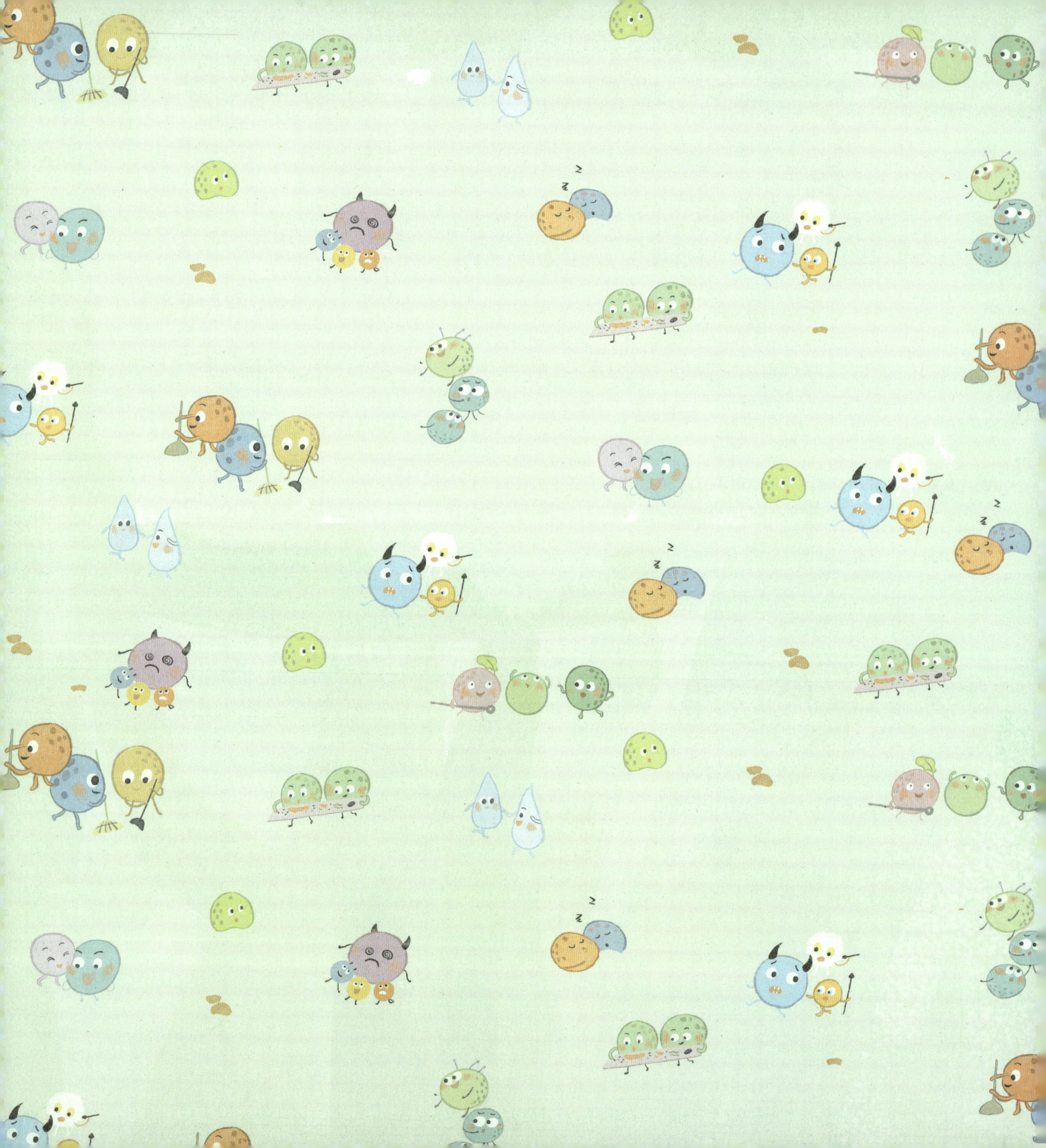